国家科学技术学术著作出版基金资助出版

阴道内镜学：基础与临床

ENDOCOLPOSCOPY:

BASIC SCIENCE AND CLINICAL APPLICATION

李芳　主编

U0252392

科学出版社

北京

内 容 简 介

  本书主要介绍了阴道内镜的图像特征和诊断优势,详细论述了子宫颈癌前病变、早期子宫颈癌和子宫颈细胞学异常的管理策略。本书是编者多年来子宫颈相关疾病临床诊治经验的沉淀,提供了各种子宫颈病变经典的阴道内镜图像,可以更好地帮助读者辨识阴道内镜图像,进行阴道内镜诊断。本书还列举了大量真实病例,帮助读者理解各种子宫颈疾病组织或细胞学异常的处理规范,提高医生在临床工作中对各种复杂病例个体化处理的能力。

  本书适合各级医院妇产科医生,尤其是从事子宫颈疾病诊治的专科医生,以及医学生参考、阅读。

图书在版编目(CIP)数据

阴道内镜学:基础与临床/李芳主编.— 北京:
科学出版社,2020.6
 ISBN 978-7-03-064970-6

 Ⅰ.①阴… Ⅱ.①李… Ⅲ.①阴道镜检 Ⅳ.
①R711.73

 中国版本图书馆CIP数据核字(2020)第072450号

责任编辑:闵 捷 / 责任校对:谭宏宇
责任印制:黄晓鸣 / 封面设计:殷 靓

斜 学 出 版 社 出版

北京东黄城根北街16号
邮政编码:100717
http://www.sciencep.com

南京展望文化发展有限公司排版
上海锦佳印刷有限公司印刷
科学出版社发行 各地新华书店经销

*

2020年6月第 一 版 开本:787×1092 1/16
2020年6月第一次印刷 印张:7
字数:160 000

定价:100.00元
(如有印装质量问题,我社负责调换)

《阴道内镜学：基础与临床》
编委会

主编

李 芳

副主编

李 双 陈 飞 高金莉

编委

（按姓氏笔画排序）

王丽薇（上海市第一妇婴保健院）

牛苏梅（上海市东方医院）

朱怀仕（上海市第九人民医院黄浦分院）

朱泰琳（英国布里斯托大学）

朱慧庭（上海市第一妇婴保健院）

刘　敏（上海市东方医院）

李　双（华中科技大学同济医学院附属同济医院）

李　芳（上海市东方医院）

陈　飞（北京协和医院）

余　雯（中国科学院大学宁波华美医院）

张荣荣（上海交通大学医学院附属新华医院）

皇甫江涛（浙江大学）

高金莉（上海市东方医院）

序

　　自 1925 年德国学者 Hans Hinselman 发明阴道镜以来，阴道镜在子宫颈癌的诊断和治疗定位中得到广泛应用，是诊断子宫颈癌不可或缺的重要工具。随着医学和生命科学的迅速发展，疾病诊疗进入精准模式。为了实现阴道镜实时在体诊断，显微内镜的基础和临床研究势在必行，《阴道内镜学：基础与临床》的出版填补了这一领域的空白。

　　阴道内镜要求将镜头放置于阴道内，置于子宫颈表面成像。由于是近距离成像，阴道内镜图像更加清晰，病变特征鲜明，医生可以识别普通阴道镜下不能观察到的疾病特征，易于对疾病进行精确诊断及判断子宫颈病变所在部位，同时阴道内镜为显微内镜的临床研究和应用奠定了良好的基础。

　　《阴道内镜学：基础与临床》分为基础篇和临床篇两部分。该书以阴道内镜为主线，层层深入，系统阐述，囊括了阴道内镜的成像原理、检查指征、子宫颈病变阴道内镜下图像特征和诊断。该书涵盖了细胞学和组织学异常的处理规范，并列举典型病例，进一步指导子宫颈病变的处理，有助于帮助医生掌握子宫颈病变的诊断和处理规范。

　　该书的主编李芳教授现任同济大学附属东方医院本部院区妇产科主任。李芳教授及其团队经过长期的基础和临床研究，研发了阴道内镜，通过阴道镜成像模式的改变，实现了近距离成像，并将这一技术应用到子宫颈癌的诊治中。该书是在作者查阅大量文献并结合作者多年临床经验的基础上编著而成的，对子宫颈病变的阴道内镜诊断及子宫颈病变的诊治规范进行了系统的梳理，便于妇产科医生理解和掌握，是一本非常实用的指导书。

马　丁

华中科技大学同济医学院附属同济医院妇产科主任

中国工程院院士

2020 年 1 月 8 日

前 言

　　阴道内镜在子宫颈表面近距离成像，显著提高了图像分辨率，使成像更加清晰，便于子宫颈病变的诊断。本书以阴道内镜成像检查为主，图像清晰，疾病特征鲜明，可以更好地帮助初学者进行阴道镜图像的识别。阴道镜的临床应用已有 90 多年的历史，阴道镜检查是诊断子宫颈病变不可缺少的重要工具。90 多年来，阴道镜检查是医生使用阴道窥器，将阴道内镜镜头位于体外进行远距离成像而做的检查。由于阴道镜镜头距离子宫颈较远，图像分辨率受到影响，阴道内镜解决了这一问题，实现了阴道内成像。此外，阴道内镜学还是显微内镜研究的基础。

　　子宫颈是子宫的入口，位于阴道顶端。为了便于更多人掌握子宫颈病变的特点、进行图像识别、诊断子宫颈病变，以及对子宫颈病变进行规范的处理，我们编写了《阴道内镜学：基础与临床》。本书内容分为基础篇和临床篇。基础篇包括子宫颈和阴道内镜的基础知识。临床篇主要包括子宫颈上皮内瘤变、子宫颈腺上皮内瘤变、原位腺癌和子宫颈微小浸润癌的阴道内镜图像特征、判读与临床处理；子宫颈细胞学异常的处理；特殊人群子宫颈异常的处理。

　　本书采用了大量彩色高清图像，这些图像成像于阴道内镜系统，分辨率高。本书还提供了多光谱图像，凸显了各种子宫颈病变的血管特征，并对典型病变配以标注和文字描述，力求更清晰、更醒目地呈现阴道内镜下子宫颈特征性病变，是一本理想的工具书。

　　另外，本书通过多个临床病例，展现了子宫颈疾病诊疗中的常见问题，并对其进行针对性剖析、提出解决路径、跟踪随访及后续处理。作者结合多年来的临床工作经验，进一步解析了 2012 年美国阴道镜和宫颈病理学会（ASCCP）发布的《子宫颈癌筛查异常和癌前病变的处理指南》。

　　本书内容结构清晰，文字简洁，适合妇产科医生及专门从事阴道镜及子宫颈疾病的专科医生和医学生阅读，不仅可作为阴道镜初学医生的基础读物，也可作为高级阴道镜技能继续教育培训指导用书，或是作为高年资医师对子宫颈疾病诊治流程及质量控制的参考书，具有较好的可读性和临床实用性。

　　希望本书能够指导医生对子宫颈病变的处理并对其在临床工作中遇到的实际问题有所帮助，以规范化诊断和处理子宫颈病变，降低子宫颈癌的发病率。

　　因作者时间有限，书中如有不足之处，望广大读者提出宝贵的意见和建议。

李　芳

上海市东方医院

2020 年 1 月

目录

序

前言

基础篇

第一章　子宫颈基础

 一、正常子宫颈解剖

如图 1-1 所示，子宫颈为子宫肌纤维的下部，呈柱形或锥形，长 2.5～3 cm。子宫颈后部与骨盆壁之间由主韧带和宫骶韧带支持。子宫颈的大小和外形随女性的年龄、孕产次和激素水平不同而不同。未产妇的子宫颈外口呈圆形，位于子宫颈的中央。经产妇的子宫颈大，子宫颈外口呈一宽而有裂隙的横裂，分为前唇及后唇。子宫颈下端伸入阴道内的部分称为子宫颈阴道部，阴道以上的部分称为子宫颈阴道上部。

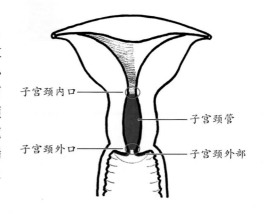

图 1-1　正常子宫颈

 二、子宫颈血管、淋巴和神经、腺体

（一）子宫颈血管

子宫动脉为营养子宫的主要动脉，为髂内动脉前干分支。子宫动脉沿骨盆侧壁向下向前潜行，穿行阔韧带基底部，相当于子宫颈内口水平约 2 cm 处横跨输尿管至子宫侧缘。此后分为上、下两支。上支横向越过输尿管盆部的前上方，至子宫颈侧缘迂曲上行，沿途分支进入子宫壁，行至子宫角处即分为输卵管支及卵巢支，后者在子宫阔韧带内与卵巢动脉分支吻合，故子宫的血液供应也有一部分来自卵巢动脉。下支为子宫颈-阴道支，较细，分布于子宫颈及阴道上部。

子宫静脉丛位于子宫两侧，由该丛发出的小静脉常汇合成两条子宫静脉，最后汇入髂内静脉。此丛前接膀胱静脉丛，后连直肠静脉丛，向下与阴道静脉丛相续，合成子宫阴道静脉丛。子宫颈的血管沿浆膜层进入子宫肌层，较粗的血管分布于浆肌层下，浆肌层下 1/3 血管丰富。正常情况下子宫颈表面看不到血管的轮廓，当子宫颈有炎症刺激或发生病变时，可以透过浆膜层看到明显的血管形态。因此，在做宫颈锥切时，尽量避免超过子宫颈肌层的 1/2，以免出血过多，如果病灶范围过大，必须切除时，术前应做好预防出血的准备。

图中标注：子宫颈内口　子宫颈管　子宫颈外口　子宫颈外部

1. 子宫颈的血供

子宫颈的血管分布如图1-2所示。图1-3为低级别鳞状上皮内病变（LSIL）患者的子宫颈血管。

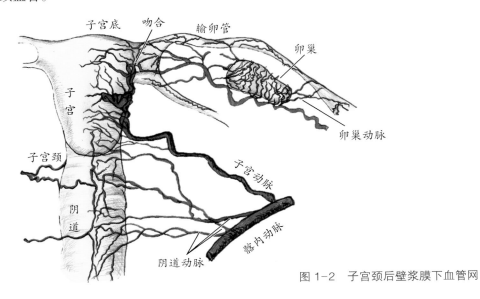

图1-2　子宫颈后壁浆膜下血管网

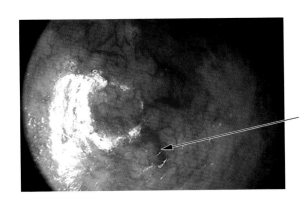

A. 白光图

异常增生的血管

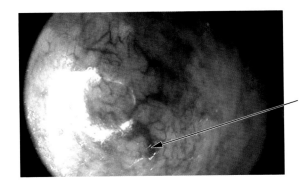

B. 多光谱图（子宫颈后壁浆膜下可见粗大的血管及血管网）

异常增生的血管

图1-3　阴道内镜下 LSIL 患者子宫颈后壁鳞状上皮下粗大的血管

2. 黏膜微血管

黏膜微血管随子宫颈上皮结构的不同而有差异。在墨汁灌注的透明标本上，可见鳞状上皮覆盖处毛细血管数目较少，在上皮与间质之间形成薄层的血管网；在柱状上皮覆盖的区域毛细血管数目较多，并形成类似小肠绒毛微血管的构型。

3. 子宫颈毛细血管超微结构

子宫颈的毛细血管内皮细胞有较多的窗结构，细胞质内微纤维较少且纤细，细胞的腔侧面常有较多的微绒毛样突起。围绕毛细血管的基底膜菲薄，周细胞数较少。这种构型上的差别和结构上的特点是为了适应子宫颈不同功能的需要而形成的。

（二）子宫颈淋巴和神经

子宫底和子宫体上部的多数淋巴管，沿卵巢血管上行，注入腰淋巴结和髂总淋巴结。子宫底两侧的一部分淋巴管，沿子宫圆韧带注入腹股沟浅淋巴结。子宫体下部及子宫颈的淋巴管沿子宫血管注入髂内淋巴结或髂外淋巴结，一部分淋巴管向后沿宫骶韧带注入骶淋巴结。盆腔内脏器的淋巴管之间均有直接或间接的吻合，因此，癌症可有广泛转移。

子宫的神经来自下腹下丛（盆丛）分出的子宫阴道丛，随血管分布于子宫、子宫颈和阴道上部。子宫颈内口神经较外口丰富。子宫颈内口的平滑肌有广泛的交感神经纤维网络，并沿血管壁走行遍及子宫颈。子宫颈上感觉神经末梢较少，因而进行物理治疗时疼痛感不明显。

（三）子宫颈腺体

子宫颈柱状上皮下的间质内有很多腺体，子宫颈的腺体是广泛的裂隙样系统，是指由子宫颈柱状上皮内陷形成的腺样结构，与柱状上皮表面相通，而非真正的腺体。当化生的鳞状上皮进入腺体裂隙时，由于鳞状上皮覆盖，在子宫颈转化区的表面常可见到规则的圆形腺管开口。有时可看到腺体裂隙内分泌的黏液正在流出腺管开口。

 三、子宫颈上皮内病变病理学诊断和分级

子宫颈上皮内病变（cervical intraepithelial lesion）分为子宫颈鳞状上皮内病变（cervical squamous intraepithelial lesion，SIL）［即子宫颈上皮内瘤变（cervical intraepithelial neoplasia，CIN）］、子宫颈腺上皮内瘤变（cervical glandular intraepithelial neoplasia，CGIN）和原位腺癌（adenocarcinoma in situ，AIS）。其中，SIL目前推荐使用二级分类：低级别鳞状上皮内病变（low-grade squamous intraepithelial lesion，LSIL）和高级别鳞状上皮内病变（high-grade squamous intraepithelial lesion，HSIL），二者可以合并存在。

（一）SIL

1. LSIL

LSIL的形态学表现有多种形式，反映了HPV在分化性鳞状细胞内的复制过程，其中以乳头状增生和棘层肥厚最为常见。LSIL的特征是基底层细胞/副基底层细胞增殖，核轻度异型，不超过上皮的下1/3层，核分裂局限于此区域，一般无病理性核分裂。上皮的上 2/3 层，细胞分化，细胞质丰富；细胞核增大、深染，核质比增加，核膜不规则，且常有核周空晕。同时出现核周空晕和核异型性者为挖空细胞病。核异型性伴有棘层肥厚，表现为上皮中度增厚者称为扁平湿疣；如上皮增生表现为多发性的乳头状结构时，称为尖锐湿疣。

LSIL 的自然史：约 90% 的 LSIL 可自然消退。LSIL 持续 2 年，约 13% 可能进展。HPV-16 感染的 LSIL 逆转率比较低。

2. HSIL

HSIL 是一组具有显著恶性转化风险的病变。病理学上表现为鳞状上皮增生，细胞有异常的核特征，包括核增大、核形不规则、核质比增大，伴有核分裂，病理性核分裂常见，但很少出现显著的核仁。增生的细胞达上皮的中 1/3 层〔HSIL（CIN Ⅱ）〕或表面 1/3 层〔HSIL（CIN Ⅲ）〕。与 LSIL 相比，HSIL 细胞质分化更少，核分裂更加丰富，且核分裂通常位于上皮的中层或表面 1/3 层。

CIN Ⅱ 的自然史：40% 消退，40% 持续 CIN Ⅱ，20% 进展。CIN Ⅲ 的自然史：33% 消退，55% 持续 CIN Ⅲ，12% 进展。

（二）CGIN

CGIN 分为低度 CGIN（low-grade CGIN，LG-CGIN）和高度 CGIN（high-grade CGIN，HG-CGIN），CGIN 绝大多数由高危 HPV 感染导致，最常见的 HPV 亚型为 HPV-18 和 HPV-16，其致病机制目前不完全清楚。子宫颈发生 CGIN 时，腺上皮失去正常极性和层次，细胞核增大。高度 CGIN 具有很高的进展风险，随访观察该病变可能会进展为癌。

（三）AIS

AIS 是一种上皮内病变，含有恶性形态的腺上皮，如不治疗，则有显著进展为浸润性腺癌的风险，可同时伴有 SIL。几乎所有的 AIS 病变都伴有高危 HPV 感染，以 HPV-16、HPV-18 最为常见。肿瘤性腺上皮替代了颈管表面和内部腺体的正常上皮。病变局限于正常的颈管上皮，呈假复层柱状排列，细胞质内黏液明显减少，细胞核增大、呈纺锤状、深染、染色质粗糙、不规则，偶有显著核仁，常见核分裂和凋亡小体。

（李芳）

第二章　阴道内镜基础

 一、阴道镜和阴道内镜概述

1. 阴道镜

阴道镜（colposcope）是一种妇科疾病诊断仪器。1925 年，德国学者 Hans Hinselman 首次描述了应用双目和一束强光光源检查子宫颈和阴道病变得到的放大图像，并在此基础上发明了最初的阴道镜，最初仅在欧洲和拉丁美洲的部分国家中被采用。我国直到 20 世纪 50 年代才逐渐开始应用，20 世纪 80 年代，有学术价值的相关论文才被大量发表。

经过半个多世纪的发展，阴道镜已经普遍用于下生殖道疾病的诊断，尤其是对下生殖道癌前病变及早期癌症的诊断。阴道镜检查是应用阴道镜将子宫颈、阴道和外阴的黏膜或皮肤图像放大，在冷光源的照射下，观察肉眼看不到的上皮和（或）血管变化。现有市面上的阴道镜能将观察到的图像放大 10～40 倍，从而发现肉眼不能发现的微小病变。尤其是子宫颈，借助这种放大效果，医生可以清楚地看到子宫颈的表面形态及表皮上的血管，发现子宫颈癌的前期病变，为子宫颈癌的早期诊断提供依据，使得患者得到早期诊断和有效治疗。

2. 阴道内镜

阴道内镜是妇科内镜之一，是将内镜镜头置于阴道内，与子宫颈近距离或贴近宫颈表面，将子宫颈放大 100～150 倍，近距离观察和成像。阴道内镜的特点为图像更加清晰饱满，放大倍数是阴道镜（即普通光学阴道镜）的 3～4 倍，易于发现阴道镜不能发现的子宫颈阴道和外阴的病灶，更利于疾病诊断。

 二、阴道镜和阴道内镜的分类及原理

（一）阴道镜的分类及原理

阴道镜按照成像系统可以分为电子阴道镜和光电一体式阴道镜两大类。

1. 电子阴道镜

（1）结构

电子阴道镜的结构大多类似，以美国伟伦（Welch Allyn）电子阴道镜为例介绍如下：如图 2-1 所示，电子阴道镜的基本结构为支架、光源、摄像部分、图像采集及显示部分。其中，摄像部分通常与光源形成一个整体，由于摄像部分重量较轻，支架可以设计得比较小巧、简易。有些阴道镜直接使用了摄影师们通常使用的三脚架。底座安装有 4 个万向轮，前后左右推动方便，支架的纵轴上，使用了升降机构，操作者可以很方便地使镜头升高或下降，以适应不同的观察角度。

（2）光源

阴道镜通常使用两种光，一种为白光，另外一种为绿光。部分型号会有红光的设计。使用绿光时，血红蛋白对绿光的吸收作用可以使我们较为清楚地看清血管走向。为了保证子宫颈区域光照均匀，光源常使用环形，围绕摄像部分。近年来由于发光二极管（light-emitting diode，LED）的普及，电子阴道镜开始逐步从使用卤素灯、氙灯转向使用 LED 作为光源。LED 光源的优点很多，如发热量低、功耗少、寿命长等。

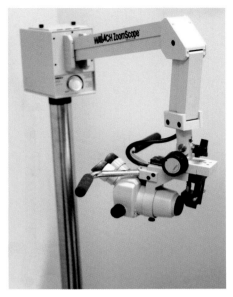

图 2-1　电子阴道镜

（3）摄像部分

电子阴道镜的核心部件是摄像部件，通常为一体式数码摄像机。这种摄像机也被广泛用于安防、监控等领域。使用一体式数码摄像机配合 LED 冷光源进行照明，具有自动对焦、拍摄图像及视频等基本功能。

电子阴道镜的优点很明显，如自动对焦、图像动态放大缩小、价格便宜等。但由于一体式数码摄像机的技术限制，或者说是由于这种一体式摄像机并非单独为阴道镜所设计，其在妇科领域内使用时有较大缺陷。例如，一体式数码摄像机的工作距离通常被设计得比较远，导致其应用在子宫颈成像时，工作距离不够小，放大倍率及分辨率往往比较低，随着临床对分辨率的要求越来越高，此缺陷也越来越突出。摄像机在临床使用中甚至会出现将其调至最大放大倍率时却无法对焦的情况。这都是因为其最初设计时没有考虑妇科应用的需求。

2. 光电一体式阴道镜

光电一体式阴道镜是在光学阴道镜的基础上加上电子摄像设备所制（图 2-2）。光电一体式阴道镜的组成部分与电子阴道镜类似，是由支架、光源、摄像部分、采集及显示部分组成。其中，由于摄像部分为体式显微镜，体积和重量都比较大，因此其支架要比电子阴道镜的支架粗壮很多。但由于需要保证临床医生使用过程中的操作简便，这对支架的稳定性和方便程度带来些许难度。目前，市场上以德国莱斯康（Leisegang）阴道镜的支架最为方便，也最为小巧。支架主体通过双关节旋转和平行四边形升降互相连接，可以保证其在任意角度开展检查，使用灵活、方便。

成像部分是光电一体式阴道镜与电子阴道镜差异最大的部分。光电一体式阴道镜以手术使用的体式显微镜作为其主要光学系统，可以给医生带来超长景深、超大视野下的高清晰度完美的立体视觉。由于显微镜本身在成像方面的优势，其设计本身完全可以满足对病变成像的光学需求。

同时，光电一体式阴道镜结合了电子摄像系统，同样可以实现电子阴道镜对图像的处理。其显微光学系统具有高分辨率、高放大倍率、真正实现显微的功能。其摄像机甚至可以采用

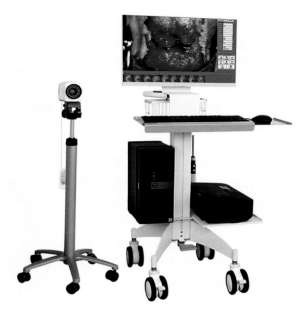

图 2-2　光电一体式阴道镜

摄影师们常用的单反相机。其超大的靶面可保证目镜下视野与显示器显示视野范围一致，从而便于对阴道壁病变的观察。约 1 800 万超高像素的互补金属氧化物半导体（complementary metal oxide semiconductor，CMOS）传感器可以较为完整地呈现目镜中所观察到的细节。

　　光电一体式阴道镜的采集及显示部分较电子阴道镜而言，更具有可控性，可以实现更多功能，如精确测量范围等。

（二）阴道内镜的分类及原理

1. 内镜及其光学系统

　　内镜可分为硬性内镜、软性内镜和电子内镜，阴道内镜是内镜的一种。软性内镜和电子内镜多被用于人体自然腔道及腔道内微创检查诊断和手术的引导。而硬性内镜可以提供更好的视野和更好地体现成像的稳定性，其系统结构见图 2-3。

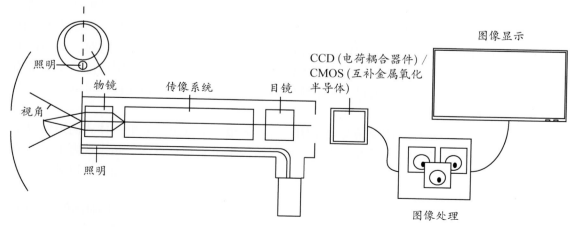

图 2-3　硬性内镜系统结构图

内镜的光学系统主要由三个部分组成：将被检查区域的光线汇聚并成像于内镜腔内的物镜部分；用于传导图像光线的传像部分；用于复原物镜所成图像并纠正畸变的目镜部分。构成三个部分的透镜之间实现共焦传输，协助获取物体区域的图像。

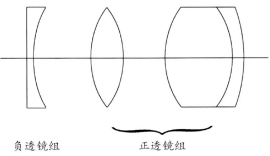

图 2-4　常见的内镜物镜结构示例

（1）物镜部分

物镜部分直接与人体接触，为保证最终目镜能获得比较大的物体区域图像，物镜在焦距受限的条件下同时需要有较大的视野，因此通常硬性内镜的物镜第一组镜头为负透镜组。被观察的区域由外部光源照亮，反射的光进入物镜，经负透镜组发散，被随后的正透镜组聚焦成像在焦面上。物镜的透镜组采用正负分离的形式，图 2-4 为常见的内镜物镜结构，负透镜组为一片平凹透镜，正透镜组则由一单透镜和一双胶合透镜组合而成。

单透镜和双胶合透镜的组合可以补偿前面负透镜组的光焦度，而且在一定的视场角和数值孔径下能很好地校正像差。这样的设计使得负透镜可以有较大冗余度，方便迎合内镜的应用场景。

（2）传像部分

现有的硬性内镜传像部分大多采用 Hopkins 棒状透镜结构。这是一种结构为比一般双胶合透镜长许多的棒状镜，其组成形式为两个贴上负透镜的棒状镜，在棒状镜细长的镜筒中类似于无焦系统，传像原理与光导纤维（光纤）类似。如图 2-5 是棒状透镜结构示意图，孔径光阑位于对称位置。

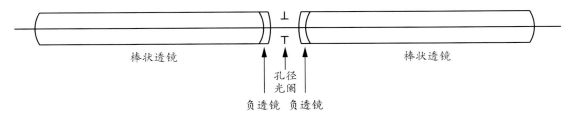

图 2-5　用于传像部分的一组 Hopkins 棒状透镜结构示意图

最早的传像系统在早期开放式硬性内镜阶段就已经出现了。在 1853 年，法国外科医生 Désormeaux 首次将"窥镜"运用于临床检查，在一个小火罐内燃烧燃料产生光亮，传像部分则由镜子反射进入一根粗大的管子来完成，并用透镜聚集光线以提高亮度。

传统的内镜由多个甚至十几个薄透镜的组合来进行传像。光在这些透镜组中传播时，前后透镜的像差会进行叠加并且难以消除。即使用消色差双胶合透镜来代替薄透镜，多组透镜造成的像差也难以得到改善。而 Hopkins 在设计上合理地采用完全对称的结构，能做到传像部分本身畸变和像差的自动校正，从而减小光学系统的整体偏差。这也是它取代了大部分传统传像结构的原因。

（3）目镜部分

目镜部分是硬性内镜光学系统的最末端，该部分需要考虑的是对前面部分光路像差的校

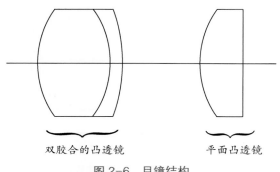

双胶合的凸透镜　　　　　平面凸透镜

图 2-6　目镜结构

正、与后续图像系统的衔接。因为目镜处于人体外，其尺寸不会受到类似于物镜的过多限制，但由于内镜系统同时是物方和像方的远心光路，因此在设计目镜时仍然要保证它具有焦距短、视野大的特点。如图 2-6 所示，目镜前半部分是双胶合的凸透镜，用于进一步消除像差；后半部分采用平面凸透镜。

内镜观察范围的照明由光纤完成，光纤将需要的光从独立的冷光源直接传送到子宫颈区域，子宫颈区域被照亮后，反射的光线进入镜头组，镜头组将光线汇聚的图像传导并投影在电荷耦合器件（charge coupled device，CCD）/CMOS 图像传感器靶面上。图像传感器将光信号转变为电信号，把数据转送至图像处理设备中，再由显示器进行子宫颈区域的图像显示。

CCD 图像传感器是集成在半导体单晶材料上的，与 CMOS 图像传感器一样两者都是利用感光二极管进行光电转换，将影像信息转换为数字信息。不同的是，CCD 图像传感器可保持信号在传输时不失真，而 CMOS 图像传感器的数据在较长的传送距离中会产生噪声。此外，由于 CMOS 图像传感器每个像素由 4 个晶体管与 1 个感光二极管构成，这使得每个像素的感光区域远小于像素本身的表面积，因此在像素尺寸相同的情况下，CMOS 图像传感器的灵敏度会低于 CCD 图像传感器。所以相比之下，CCD 图像传感器得到的图像品质会更优。

另外，CMOS 传感器的制程更容易集成外围电路，而 CCD 图像传感器由于采用电荷传递的方式传输信息，只要其中有一个像素不能工作，就会导致一整排的信息不能传送，因此通常 CCD 图像传感器的成本会高于 CMOS 图像传感器。除此之外，CMOS 图像传感器的耗电量也比 CCD 图像传感器更低，仅为 CCD 图像传感器的 1/3 左右。

2. 电子阴道内镜

电子阴道内镜将照明系统、光学系统和图像传感器摄像机集成在一起，位于内镜的头部（图 2-7），其尾部为数据线和电源线。CCD/CMOS 图像传感器设置在镜头组末端，省去了传像系统，因此电子阴道内镜的体积相比硬性内镜会更小。LED 光源均匀地围绕位于

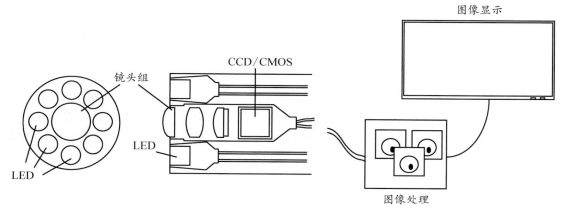

图 2-7　电子阴道内镜系统结构图

圆心位置的成像镜头组，以提供足够的照明。传感器输出的信息传送至外部设备，经图像处理后再由图像显示器进行显示。

3. 光电一体式阴道内镜

光电一体式阴道内镜主要由三大系统组成，分别为窥镜系统、照明系统和图像系统。光电一体式阴道内镜所使用的窥镜系统多为硬性内镜，其后连接着完成光电转换、图像采集、照明、电子屏显和数据处理等功能的元件。

（三）内镜在阴道镜中的应用

"如果你拍得不够好，那是因为你离得不够近。"著名战地记者 Robert Capa 的话同样适用于医疗图像的拍摄。普通的阴道镜，即使是目前市面上最高清的阴道镜，其工作距离也要保证 300 mm，因为只有这个距离才不会影响到医生的操作，但是如此长的工作距离带来的影响就是巨大的，即显微系统和放大倍率不够大的图像。围绕医学成像发展的一个亘古不变的主题就是更高的分辨率、更清晰的图像。在阴道镜中，想要更加清晰地观察子宫颈，将成像系统靠近子宫颈是一个自然的方案，所以使用宫腔镜或腹腔镜的成像系统对子宫颈进行成像就更加顺理成章。其实在宫腔镜手术中，医生也会用它来观察子宫颈，但其更加主要的任务是观察子宫颈管和子宫腔，目前还没有人用宫腔镜代替阴道镜对子宫腔进行观察。笔者及团队同广东欧谱曼迪科技有限责任公司（下称"欧谱曼迪"）合作，利用欧谱曼迪自主研发的多光谱成像系统（本书后文均称为阴道内镜成像系统）实现了对子宫颈的近距离观察，从而使得子宫颈上的血管更加凸显，满足了医生的观察需求，实现了图像分辨率更高、更高清的目标，从而降低了误诊率。

1. 阴道内镜成像系统

欧谱曼迪阴道内镜成像系统由内镜摄像系统和医用内镜用冷光源部分组成（图 2-8）。其中，冷光源具有两种模式，一种是白光模式，另一种是多谱模式。多谱模式采用双色

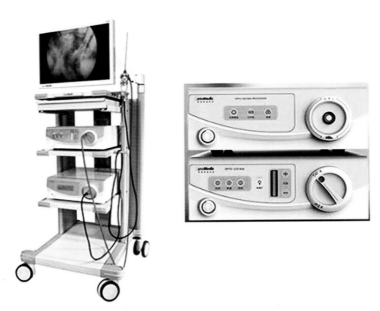

图 2-8 欧谱曼迪阴道内镜成像系统

LED灯进行同时照明，而非一般窄带成像系统中使用的滤光片分光。这样的好处显而易见，光源没有频闪，并且降低了由于滤光片旋转带来的噪声。内镜成像系统也有相应算法实现凸显血管的功能。

2. 阴道内镜的成像原理

众多品牌硬性内镜的内部结构基本相似，最关键的在于不同用途的硬性内镜结构上发生的变化，硬性内镜的内部结构包括光学成像系统和机械结构。

工作原理：光源通过照明光纤到达内镜末端，照亮内镜前端区域。被观察物经物镜所成的倒像通过转像系统将倒像转为正像，并通过棒状镜传输到目镜，再由目镜放大后，为人眼所观察。为构成不同的视向角，其内需加入不同的棱镜。不同用途的内镜根据使用要求制作成不同的外形、外径、长度，以达到使用所需的要求。

3. 阴道内镜对子宫颈成像的基本思路

将宫腔镜或腹腔镜用于阴道镜检查中，就是阴道内镜对子宫颈成像的基本思路。硬性内镜由于长度较长，当使用硬性内镜对子宫颈进行近距离成像时，可以获得比普通阴道镜更细微的细节。另外，内镜由于成像角度与普通阴道镜不同，可以获得比普通阴道镜更加直观的视角，并且可以做一些微调。本书中的部分图像就是使用阴道内镜成像系统镜头拍摄的。可以发现，阴道内镜成像比普通阴道镜成像更加清晰，尤其在多光谱模式下，阴道内镜可以发现一些普通阴道镜成像方法发现不了的情况（图2-9）。

（四）多光谱技术在阴道内镜中的应用

常有人在选择子宫颈癌筛查方法时希望能够节省成本，从而直接选择阴道镜检查，当然，这一选择对于部分临床可疑癌症的病例诊断是可以的，但是在做这个选择之前，我们

A. 白光图

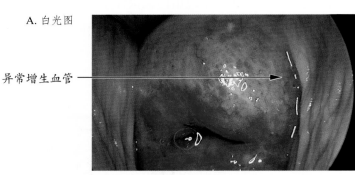

异常增生血管 ——→

B. 多光谱图

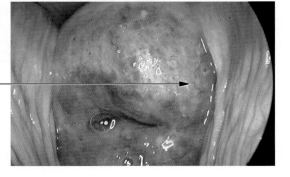

异常增生血管 ——→

图2-9　阴道内镜下子宫颈成像

需要先了解阴道镜检查的诊断符合率有多高，是否每个病例都会从这一检查中获得最大的益处。在 20 世纪 80 年代，对我国子宫颈癌高发地区——湖北省五峰土家族自治县开展子宫颈癌筛查中发现，在阴道镜指导下活检（下简称阴道镜下活检），其诊断与全子宫切除术后标本的亚连续切片结果比较，诊断符合率为 88%。

孟宪芹等在 2014 年发表的文献中对阴道镜下诊断为的 CIN 的患者行宫颈环形电切（loop electrosurgical excision procedure，LEEP）术，对比分析病理结果差异显示，阴道镜下活检结果为 CIN Ⅰ、CIN Ⅱ、CIN Ⅲ 与 LEEP 术后病理符合率分别为 47.2%、72.9%、78.6%，总符合率为 66.1%。显然，需要肯定一点的是，阴道镜检查的符合率有待提高。目前，通过细胞学检测可以有效地补充其不足，提高阳性符合率。阴道内镜和多光谱技术在阴道内镜中的应用可以提高子宫颈病变的诊断率。

1. 多光谱技术

随着多光谱技术在医疗成像领域的不断普及，已经在宫腔镜、胃肠镜等应用方向上出现了大量使用多光谱技术的产品，窄带成像术（narrow band imaging，NBI）就是其中最突出的代表。NBI 于 1999 年 5 月诞生，该技术利用滤光器过滤掉内镜光源所发出的红蓝绿光波中的宽带光谱，仅留下窄带光谱用于成像，不像常规图像，NBI 是一种通过光谱强化成像的技术。

（1）光和波长

光是一种电磁波，同时具有波和粒子的特性。当我们把光看作一种波，每一个波峰和相邻波峰之间的距离称为"波长"。可见光的波长为 400～700 nm。不同波长的光被感知为不同的颜色，平均 400 nm 的光一般被感知为蓝色，550 nm 的光一般被感知为绿色，600 nm 的光一般被感知为红色。

（2）光的颜色、反射和吸收

当白光照在红色物体表面，物体会反射红色光而把其他的光吸收，被吸收的光转化为热量，反射光进入我们的眼睛，物体就被感知为红色。多光谱正是基于这个原理来突出显示血管而不是还原黏膜的自然色的。

当光进入生物体，一些光线在组织表面发生反射，一些则在组织内散射，多重散射会在组织中细小颗粒间发生，最终光线会在整个组织中扩散。光的波长决定光线的传播，红光波长长，在组织中扩散广泛且较深，而蓝光波长短，只能在小范围内扩散。

部分散射光被血液吸收，准确地说是血红蛋白吸收了蓝光和绿光，血红蛋白是一种发色体，除了血红蛋白以外，黏膜其他成分大多数是无色的，因此黏膜的颜色主要是由血红蛋白及其量决定的。

2. 多光谱成像的基本原理

窄带光波穿透黏膜的深度是不同的，蓝色波段（415 nm）可穿透较浅黏膜，用于显示黏膜浅层血管网；绿色波段（540 nm）则能较好地显示中间层的血管。研究表明，在可见光谱范围内血红蛋白对波长为 415 nm 和 540 nm 的光吸收力最强，因此使用难以扩散并能被血液吸收的光波，能够增加黏膜上皮和黏膜下血管的对比度和清晰度。一般而言，对于识别细微的构造，使用明暗的图案比使用全彩色图案更易被肉眼所识别，而对于识别较粗糙的构造则原理相反，因此，将 415 nm 的光分配到 B 和 G 通道，对于浅层血管用明暗程度相近的茶色图案表示，将 540 nm 的光分配到 R 通道（R、G、B 通道分别是红、绿、蓝通道，彩色相机将光按波长区分进入不同通道感光成像），黏膜下层血管用青色系列的色调表示。多光谱就是一项用窄带光观察活体组织的技术，通过使用能被血管强烈吸收而不发生散射的窄带光而起作用。多光谱技术可清晰显示组织的血管形态，而血管形态的改变被认为与异型增生或者肿瘤的发生与进展有直接关系。这一点正是多光谱技术临床应用的依据。

目前，与阴道镜成像技术相比，多光谱技术在阴道内镜中的应用具有以下几个优点。

1）不需要镜下喷洒对比增强剂（染料）。只需要将光源切换到多光谱模式即可。因其观察到的图像类似于染色剂染色的图像，故又称电子染色技术。

2）避免因染料分布不均匀或者不规则而导致对病变的错误判断。

3）能够在传统成像技术和多光谱成像技术之间根据病情需要随意进行快速切换，便于对病变处反复对比观察。

4）对黏膜微血管形态的显示具有独特的优势。

目前，子宫颈发育不良和子宫颈鳞状细胞癌的阴道镜检查标准已经建立，但对于子宫颈腺体病变和子宫颈腺癌的阴道镜图像，临床医生并不广泛熟知。1999 年，基于表面和血管模式，Wright V C 预先详细描述了子宫颈腺体病变和子宫颈腺癌的特征，然而，如果病灶非常小，病变非常细微的话，就很难被阴道镜发现。

因此，为了弥补这一不足，Takuma Fujii 在 2010 年率先评估了 NBI 在诊断子宫颈原位癌和子宫颈腺癌中的效用，对 697 例患者进行常规传统阴道镜检查后转换到 NBI 再次评估。

普通白光下，血管呈红色，周围柱状上皮呈粉色；用 NBI 观察发现，血管呈现黑色或者暗绿色，周围柱状上皮呈白色或粉色，形成鲜明对比。他们修改并采用了 Wright V C 的表面和血管模式进行描述，21 例子宫颈腺体病变患者中有 18 例表现出血管模式，即点状、树根状和废气状线样的血管。通过结果分析得出结论：与传统阴道镜相比，NBI 阴道镜使得子宫颈表面微血管结构的显像更清晰，有益于发现原位腺癌和早期子宫颈腺癌。因此，NBI 可能成为提高子宫颈腺癌疾病诊断敏感性的实用技术。

虽然多光谱技术在子宫颈上面的应用依然处于研究和探究的程度，并未有大量证据证实 NBI 对阴道镜的诊断准确性或临床结局有明显改善。而且，子宫颈腺体疾病中血管结构并不具有特异性，其在未成熟化生的上皮细胞中和尖锐湿疣、子宫颈鳞状细胞癌中也可见。此外，原位腺癌中有近一半的病例同时伴有子宫颈上皮内瘤变，因此，确诊仍需要组织学诊断。

作为一种增强内镜成像技术，多光谱技术显著改善了内镜诊断效果。该技术的图像分析存在较大主观性，而且妇科领域目前尚缺乏公认的、统一明确的多光谱图像判别标准，因此在该技术广泛应用之前，还需要进一步大规模、多中心的临床随机研究来证实多光谱技术在妇科领域的应用价值，同时应完善多光谱图像特征的标准化。

（五）阴道内镜的优点

阴道内镜不仅在诊断子宫颈早期癌变和判别肿瘤和炎症等方面有价值，还在治疗方面，特别是在子宫颈上皮内病变的治疗上，有特殊应用价值，其可以对病灶进行精确定位，利用阴道内镜照相技术或计算机图形储存技术对子宫颈病变进行追踪观察。此外，阴道内镜对阴道壁病变和阴道穹的病变比普通阴道镜更加容易观察，可以实现 360° 无死角观察，使诊断更有价值。

阴道内镜的主要优点有：

1）能观察到肉眼及普通阴道镜观察不到的病变，包括无症状的子宫颈病变及早期子宫颈癌；可以更加清楚地观察子宫颈上皮的细微变化及血管特征。

2）可为子宫颈病变提供定性及定位诊断依据。由于细胞学检测只是一种筛查方法，它无法获取有利于活检的异常细胞学病理的病变部位，而肉眼直视下的活检又有很大盲目性，普通阴道镜不易于观察不典型病灶，诊断符合率低，阴道内镜很好地解决了这一问题。

3）阴道内镜检查和细胞学检测联合使用可以提高子宫颈病变及早期子宫颈癌的诊断准确率。

（六）阴道内镜的特性

1. 成本

电子阴道内镜和光电一体式阴道内镜的价格相差甚远。甚至同类阴道镜的价格也天差地别。所以清楚了解自身预算，对采购合适的阴道内镜至关重要。支付能力是决策中最重要的因素之一。总体来说，电子阴道内镜相对有价格优势。

2. 光学质量

光学质量越好，内镜成像质量越好。成像质量和光源亮度、照明角度还有成像系统都有很大关系。总体来说，光电一体式阴道内镜成像质量普遍较好，尤其是在较大放大倍率时尤为突出。

3. 变焦倍率

一般电子阴道内镜是连续变焦倍率。超过一定程度后，由光学放大变为电子放大，此时对分辨率毫无作用。就是说，达到一定放大程度后，电子阴道内镜便丧失了放大的意义。仅仅是显示的部分变小而已。光电一体式阴道内镜以分档变焦倍率为主。此时，完全是光学放大，对分辨率的提升有着巨大的作用。光学放大倍率的提高会发生景深减少、图像易抖动、对焦困难等，对此要有相应心理准备。

4. 支架

阴道内镜的支架设计制造水平是至关重要的。其设计应达到平衡并确保使用过程中能平滑移动和保持平稳。根据使用环境不同，支架的大小和操纵性能就显得较为重要。

5. 焦距

焦距或称为工作距离。光电一体式阴道内镜的焦距一般为固定的。为了最好的成像效果，进行阴道内镜检查时，阴道内镜需要调整到最合适的位置，一般位于阴道上部。为了获得更清晰的图像可以于子宫颈表面近距离调整焦距，至图像最清晰时成像。

6. 光源

白光的显色指数越高越好，尽量选择显色指数在 90% 以上的且能够有多种颜色的光源进行足够强度的照明。使用卤素灯的阴道内镜一般采用在光源处加一滤光片进行照明的方式。该方案的优点是更换或添加滤光片方便，但缺点是使用特殊颜色的光照明时，光强会弱一些。LED 有多种窄带光谱的型号可选，当需要某个特定颜色时，选取该波段 LED 装上即可，更换光源可以保证光强。

7. 操作环境

确保诊室内的空气温度及湿度适合阴道内镜的运行。室温过高容易产生热蒸汽，从而影响成像清晰度。

8. 可选配件

显示设备的大小影响了整体观感。临床医生需要根据其距离显示器的位置选择显示器的大小。

 三、阴道内镜检查

（一）阴道内镜检查的目的

1）更加清晰地诊断下生殖道的癌前病变，以降低癌症的发生率。

2）及时诊断原位癌、镜下早期浸润癌等早期癌，使肿瘤的早期诊断、早期治疗得到保证，以提高恶性肿瘤患者的生存率。

3）避免盲目地对下生殖道进行创伤性的多点活检，在阴道内镜下仅对可疑病变处做活检，既减少损失，又提高阳性检出率。

4）确定病变范围，制订正确的治疗方案。

（二）阴道内镜检查的适应证和禁忌证

1. 适应证

阴道内镜检查的适应证与阴道镜检查一致。但阴道内镜镜头直径仅有 4 cm，内镜支架较小，便于移动，镜头活动调节灵活，可以 360° 成像等，所以对于有高危因素的子宫颈病变、Ⅲ 型转化区、疑诊子宫颈管病变、阴道穹和阴道壁病变患者，更加推荐阴道内镜。常见适应证有如下几项。

1）异常的临床症状和体征如异常增多的阴道分泌物（经药物治疗无效）、接触性出血、久治不愈的子宫颈炎等。

2）阴道细胞学异常、巴氏涂片二级或以上、新柏氏液基细胞学检测（Thinprep cytologic test，TCT）无明确诊断意义的不典型鳞状细胞（atypical squamous cell of undetermined significance，ASC-US）不能排除高级别鳞状上皮内病变不典型鳞状细胞（atypical squamous cell-cannot exclude HIS，ASC-H）或不典型腺细胞（atypical glandular cell，AGC）及更高级别病变。

3）高危 HPV 阳性、有性生活 2 年以上，高危 HPV-16 或 HPV-18 阳性或其他类型高危 HPV 阳性持续 1 年以上（目前没有确切诊断感染时间的方法，可以通过 HPV-L1 检测、性生活时间来推断。一般情况下高危 HPV 感染且 HPV-L1 阴性，考虑持续感染 1 年以上；年龄超过 30 岁，有性生活史 2 年以上，近期未更换性伴侣，则考虑高危 HPV 持续感染）。

4）临床上肉眼检查发现子宫颈、阴道壁可疑病灶。

5）病理切片可疑时可在阴道内镜下定位再次活检，以提高病理学诊断的准确性。

6）临床与病理学诊断不符：若临床诊断为子宫颈癌，但活组织病理学诊断不支持时，可能有肉眼观察下活检漏检的可能性，需再次在阴道内镜指导下取异常阴道图像处组织进行活检，可提高活检阳性率。

7）子宫颈癌前病变、子宫颈癌可疑者。

8）子宫颈转移癌可疑者。

9）子宫颈管内病变。

10）阴道病变，尤其阴道穹病变和阴道结节等病变性质不明者。

11）外阴病变，对外阴瘙痒、外阴色素改变及外阴赘生物性质不明等。

12）子宫颈癌前病变、阴道病变、外阴病变等治疗后，均可通过阴道内镜来评价治疗效果和动态观察疾病的发展。

2. 禁忌证

阴道内镜检查无绝对禁忌证，相对禁忌证即为阴道镜下活检的禁忌证。

1）外阴、阴道、子宫颈、盆腔急性炎症。

2）大量阴道流血。

3）子宫颈恶性肿瘤。

（三）阴道内镜检查的附属器械及药品

阴道内镜检查的附属器械及药品具体内容有以下几种（图 2-10）。

1）检查手套。

2）子宫颈采样器——宫颈刷（如细胞刷）。

3）新柏氏液基薄层细胞的保存器，传统细胞学检测的玻片（加有固定液）。

4）不同规格的阴道窥器和润滑油。阴道内镜检查时，最常观察的部位是子宫颈，被检查者年龄、身高、胖瘦的差别很大，因此为满意地暴露出子宫颈，应该准备不同型号的窥器。身材高大、肥胖，阴道壁松弛的患者，应使用大号阴道窥器；对于一些十分肥胖，阴道壁非常松弛的患者，即使使用大号阴道窥器也不能满意地暴露出子宫颈，需要使用上下侧都能扩开的四叶拉钩。身材瘦小或已经绝经的患者，要选用中小号阴道窥器。选用的阴道窥器应符合视野宽阔这一原则，使子宫颈能够充分暴露而阴道壁又不向内突出，这样才便于观察、摄像和手术操作。金属阴道窥器光洁度好，使用方便，但其缺点是反光性强，影响拍照，常常使所拍出图像出现一些强的反光斑，影响图像质量。目前很多医院都使用了一次性塑料阴道窥器，其优点是价格便宜，避免了交叉感染，但一次性塑料阴道窥器暴

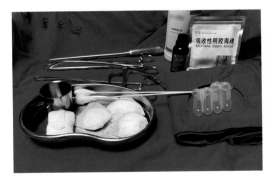 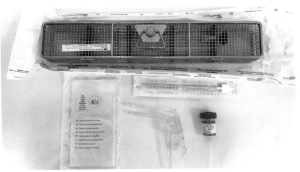

图 2-10　阴道内镜检查的附属器械及药品

露的视野不够宽阔，反光虽然不如金属阴道窥器强，但仍有一定的反光。

5）内镜消毒容器：由于内镜要进入阴道内近距离成像，为避免感染，应对内镜进行消毒，由于目前内镜罩会影响成像，每次内镜消毒后仅能用于一位患者检查。内镜消毒应在特制的镜盒内进行，推荐使用低温等离子方法消毒或高温消毒。

6）试剂

A. 生理盐水。

B. 3%～5% 醋酸溶液，储存于密封性能良好的棕色玻璃瓶内备用。

C. 复方碘溶液（Lugol's 碘溶液），储存于密封性能良好的棕色玻璃瓶内备用。

7）其他器械

A. 活检钳：主要用于可疑病变部位钳取活体组织送病理学检查，活检钳的长度应在 26 cm 左右，操作起来比较方便。活检钳刀锋应该锐利，以能切取 2～3 mm 组织块为度，切取过多易造成不必要的出血。

B. 宫颈钳：长度约 26 cm，头部呈梳齿状，主要用于子宫颈过硬、韧、光滑的患者，在活检时起牵拉、固定作用。

C. 长弯钳：长度约 26 cm，用于摘取子宫颈息肉或小的黏膜下肌瘤。

8）止血药品，如吸收性明胶海绵用于活检后局部组织止血。

（四）阴道内镜检查前的注意事项

1）检查前应先进行内镜消毒，准备好酒精棉球或保温杯，以备内镜镜头因阴道内热气而模糊时可及时擦拭。

2）至少 24 h 内不应该有任何可能损伤子宫颈上皮的操作，包括性交、阴道冲洗、阴道上药、妇科检查、宫颈刮片或 HPV 检测取材等。有些外地来院就诊的患者希望一次性完成相应的检查，医师应对此做详细说明，以免影响检查结果的正确性。

3）急性或者严重的子宫颈炎、阴道炎患者应先进行抗感染治疗。待情况允许后再进行检查。

4）严重的老年性子宫颈炎、阴道炎患者，除抗感染治疗以外应在改善低雌激素状态后再检查。

（五）阴道内镜检查的流程与记录单模板

检查应在 5% 醋酸溶液湿敷子宫颈及阴道 1 min 后进行。检查医生将阴道内镜镜头放置于阴道内，距离子宫颈表面约 4 cm，调节焦距至成像最清晰状态，观察阴道穹和子宫颈表面。将镜头贴近子宫颈表面，放大后仔细观察可疑病变部位。调焦距至最佳清晰度，仔细观察子宫颈管表面，记录子宫颈/阴道被覆上皮有无癌变及癌前病变，并在阴道内镜指引下对可疑病变部位取活检标本。首次接受检查的患者，建议使用 3 种化学试剂，即生理盐水、5% 醋酸溶液和复方碘溶液，按照前后顺序进行检查。

阴道内镜检查的详细流程见图 2-11。阴道内镜检查记录单可参照阴道镜检查记录单，可以笔者所在单位——上海市东方医院所使用的作为模板，具体见图 2-12。

虽然从阴道镜的可以观察子宫颈癌前病变和早期子宫颈浸润癌的血管形态，但这些方法也有局限性，因为只能看到表面的血管，当表皮过度角化，组织坏死或黏液很多覆盖表皮时，血管则不易看到。Stafl 于 1962 年用改良的组织化学方法，使得碱性磷酸酶着色，这

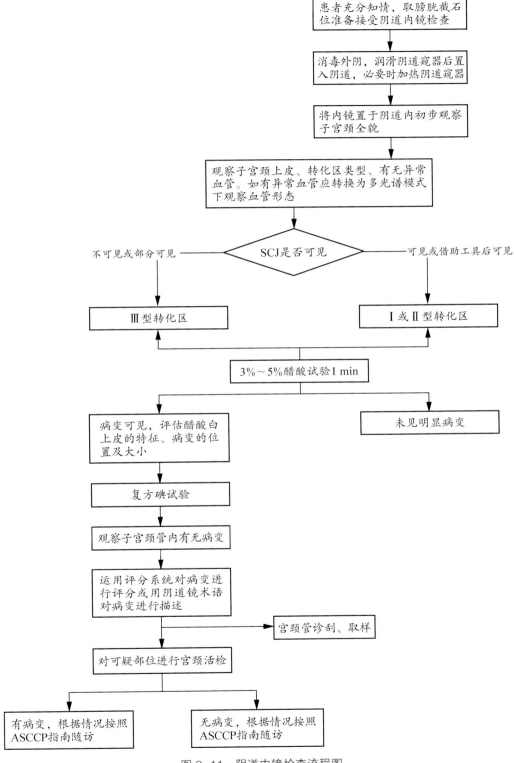

图 2-11　阴道内镜检查流程图

SCJ 为鳞-柱状上皮交接部，ASCCP 指南即《美国阴道镜及宫颈病理学会（ASCCP）指南》

上海市东方医院阴道镜检查记录单

1.姓名（name）：_____年龄(age)_____检查日期（date）_____

2.阴道镜检查指征（indication）：_____

3.一般评估（general evaluation）：子宫颈暴露（exposure）：□充分　□不充分（原因）

鳞柱状交接可见程度：完全可见　部分可见　不可见

转化区（transformation zoon）（TZ）类型：□Ⅰ型　□Ⅱ型　□Ⅲ型

4.正常阴道镜所见（normal）：

□原始鳞状上皮：成熟　萎缩；□柱状上皮：异位/外翻；□鳞状上皮化生：纳氏囊肿

腺体（腺隐窝）开口。□血管描述：网状　平行　意大利面样　其他

6.异常阴道镜图像（abnormal image）（用√表示所选的内容）

一般原则 病变定位：□转化区　□ 转化区外（右图标识）。

病变大小：象限数量_____特殊病灶描述：

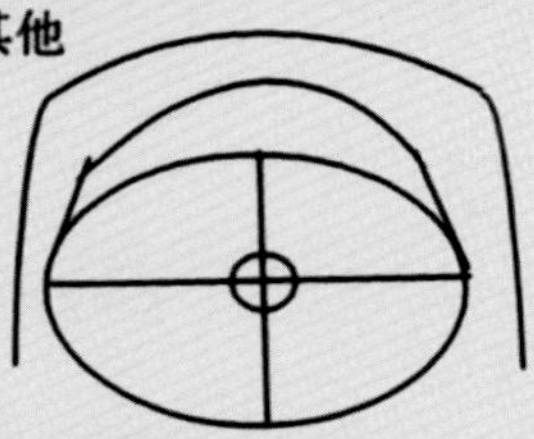

低级（LSIL）：　　　　　　　　　　高级（HSIL）：

醋白（acetowhite）：

薄的醋酸白上皮，地图样边界，　　　致密醋酸白上皮，醋白出现快边界锐利，内部

边界不规则，模糊　　　　　　　　　局限性突起隆起，微小乳头

血管（vessel）：

细点状血管：细镶嵌　　　　　　　　粗点状血管：粗镶嵌

异常血管描述：

腺管开口（gland）：Ⅰ□ Ⅱ□ Ⅲ□　　Ⅳ□ Ⅴ□

碘实验（iodine）：着色/不着色

黏膜白斑（角化，过度角化）

可疑浸润癌（suspicious invasive cancer）：

□异性血管（非典型血管）：描述

□脆性血管　　　　　　　　　　　　□脑回样

□表面轮廓不规则　　　　　　　　　□溃疡

□外生性病变　　　　　　　　　　　□宫颈有肿块（赘生物）或肿瘤形成

7.外阴病变（vulval lesion）：_____

8.阴道病变（vaginal lesion）：_____

9.阴道镜诊断（colposcopy diagnosis）：（用√表示所选的内容）

□正常阴道镜所见　□炎症/感染　□低级别病变　□高级别病变　□可疑部位见图

□可疑浸润癌，确定部位或区域：_____

□其它：_____

10. 处理（management）：

□宫颈活检：常规　_点，可疑_点_____　□宫颈管诊刮术

□外阴活检：_____　□阴道活检：_____

□明胶/胶原蛋白海绵填塞止血，带线纱球1只填塞阴道压迫止血，嘱24小时去除

□建议：_____

阴道镜医生签名：_____

图 2-12　上海市东方医院阴道镜检查记录单

样可以在显微镜下观察子宫颈肿瘤上末端血管的形态变化，不但在诊断上很重要，还可能与癌症发展的病理生理过程相关，因此它可能代表子宫颈肿瘤发生的第一个表现甚至在组织发生明显形态变化之前就可以检出。

现在，阴道镜检查技术是国内外住院医师培训课程必不可少的组成部分，并且是宫颈细胞学筛查结果异常时，进一步检查子宫颈的公认标准。阴道镜技术对妇科最大的贡献在于它能够准确定位病变，以便取活体组织送病理学检查。

 ## 四、展望：显微内镜技术在阴道内镜中的应用

目前的 HPV 检测已在发展中国家进行探索，得到的数据表明，HPV 检测对降低子宫颈癌的死亡率和长期危害有很大潜力。然而，目前可用的 HPV 检测需要 6 h 来产生一个结果，需要多次就诊以便筛查和治疗。最近，快速 HPV 检测已经出现，这可能会提供一个潜在的解决方案，但还没有实现商业化。阴道镜普遍使用的醋酸试验和复方碘试验只能从宏观角度说明子宫颈可疑病变区，这两种检测是主观的，要由人来判断，需要医务工作者的广泛和持续培训，这些检测也因为特异性低而导致过度治疗。

光学技术的发展，使实时对组织细胞或细胞核进行成像得以实现，其中最突出的当属共聚焦荧光扫描显微内镜。但是其造价昂贵，还没有真正用于子宫颈方面的筛查中。但廉价的在体显微成像系统也正在被研究，高分辨率显微内镜（high-resolution microendoscopy，HRME）就是其中的一种，并且该系统也已经在国内外开展临床试验，效果良好。如图 2-13 所示，对探测点进行涂抹原黄素等荧光染料，然后使用探头轻触该位置即可清晰地显示出该位置的细胞核分布。通过对比可以发现，正常细胞核的分布较为均匀，细胞核也较小。但是 CIN Ⅲ 的细胞核分布就是杂乱的，细胞核也较大。

作为子宫颈目视检查的替代，高清晰度的光纤显微镜现在用来提高肿瘤指标的可视性，这些指标包括核质比、密集细胞核及多形态细胞核。这些指标通常只在细胞学或组织病理学分析下观察，紧接着做侵入性活检。局部活体染色可以提高光学对比度。例如，原黄素、荧光标记的 DNA，可将细胞核加亮并将其从细胞的细胞质中分辨出来。原黄素的吸收峰值为 445 nm，发射峰值为 510 nm。此染色剂的高分辨率荧光成像可以产生形态学信息，如作为癌症组织病理学诊断重要参数的核质比。原黄素局部消毒剂有很长的临床安全使用历史，并且是吖啶黄素的一个组成部分，吖啶黄素已在胃肠道和子宫颈的临床成像研究中使用。

RebeccaRichards-Kortum 的研究团队在 2012 年对博茨瓦纳（Botswana）的玛丽娜公主医院的女性就诊患者进行研究，虽然这是一个试验性研究，只涉及 26 例患者的 52 个观察点，但是其研究结果表明，HRME 的灵敏度可以达到 86%～93%、特异度可以达到 70%～73%。相比于阴道镜，HRME 的特异度要高出 20%，由此表明该系统可

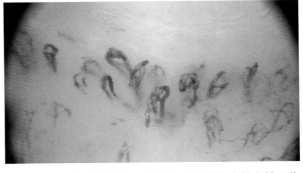

图 2-13　高分辨率显微内镜下子宫颈病变点状血管图像

以有效降低误诊率。2013 年该团队同中国医学科学院共同在我国陕西省襄垣县进行了大样本的研究工作，该研究对 2 500 名 18 周岁以上的妇女进行检查，也得到了类似的结果。

　　HRME 作为筛查工具提供了许多潜在的优势。肉眼醋酸试验（visual inspection with acetic acid，VIA）研究显示，所得的 VIA 的灵敏度和特异度变化很大，一个 VIA 大规模研究［包括桑卡拉纳拉亚南（Sankaranarayanan）的多中心研究］揭示了 VIA 的灵敏度范围为 41%～92%，特异度范围为 49%～98%。这些在精度方面的显著变化要求额外的措施，以保持诊断的一致性。HRME 系统可以作为 VIA 和肉眼复方碘染色试验（visual inspection with Lugol's iodine，VILI）后文临床篇均用复方碘染色筛查系统的补充测试方法。

　　VIA 和 VILI 筛查系统配合一些补充测试方法，可以在资源匮乏地区的一次就诊中完成筛查和治疗。这种"面诊和治疗"系统不需要活检确认病症就可以对可见病灶施行 LEEP 术或宫颈冷冻疗法。笔者的研究结果表明，HRME 在资源匮乏地区有望作为一种可靠的活检方法。此外，HRME 结果的高特异度表明 HRME 有可能减少过度治疗病灶的数目。

临床篇

第三章　子宫颈阴道内镜图像分析

 一、正常子宫颈阴道内镜图像

（一）正常子宫颈上皮

1. 原始鳞状上皮

原始鳞状上皮（original squamous epithelium）为透明、光滑、均匀、富有弹性的上皮。在光源的照射下呈淡粉红色（图3-1），醋酸试验染色（下简称醋酸染色）后微微发白；复方碘试验染色（下简称复方碘染色）呈均匀深染的棕色改变。

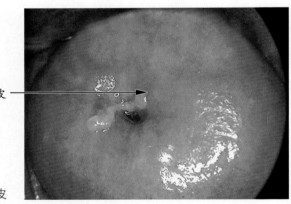

原始鳞状上皮 ———

图3-1　原始鳞状上皮

2. 原始柱状上皮

原始柱状上皮（original columnar epithelium）在正常解剖结构中位于子宫颈管内，子宫颈发生炎症、子宫颈损伤或在高雌激素等因素作用下子宫颈管内柱状上皮覆盖于子宫颈的阴道段表面。原始柱状上皮为单层有分泌功能的高柱状上皮，透明性好，在光源的照射下呈深红色；醋酸染色呈"葡萄状"水肿样改变，颜色微微发白（图3-2）；复方碘不染色（图3-3）。

（二）转化区

子宫颈位于原始鳞-柱状上皮交接部（original squamous columnar epithelium junction）和生理鳞-柱状上皮交接部（physiology squamous columnar epithelium junction）之间的区域，称为子宫颈转化区（transformation zone，TZ）（图3-4）。

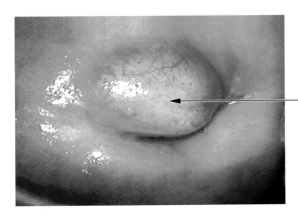

纳氏囊肿

图 3-7　阴道内镜下纳氏囊肿
子宫颈上唇表面光滑，为化生鳞状上皮，
见一枚纳氏囊肿，其具有较强的对光反射，
表面可见树枝状血管

源照射后呈强反光，穿破囊肿见清亮囊液流出。子宫颈腺囊肿可作为辨认转化区的一个
标志。

3. 转化区类型和辨别的意义

转化区根据不同的形态特征分为线性转化区、带形转化区和不规则（混合形）转化
区。转化区根据位于子宫颈外口的位置分为Ⅰ型转化区、Ⅱ型转化区和Ⅲ型转化区。

几乎所有的 CIN 和肿瘤都发生在转化区内，转化区是阴道镜检查中最重要的靶区。在
发生宫颈上皮内瘤变需要进行 LEEP 术时，可根据转化区类型进行Ⅰ、Ⅱ和Ⅲ型切除。

（1）Ⅰ型转化区

鳞-柱上皮交接部和转化区完全位于子宫颈管口以外，转化区完全可见（图 3-8）。

（2）Ⅱ型转化区

部分鳞-柱上皮交接部和转化区伸入子宫颈管内，借助工具完全可见转化区上界，子宫
颈管外的部分可大可小（图 3-9）。

（3）Ⅲ型转化区

鳞-柱上皮交界部伸入子宫颈管内，上界不可见，部分转化区完全不可见或借助工具仍
部分不可见，子宫颈管外的部分可大可小（图 3-10）。

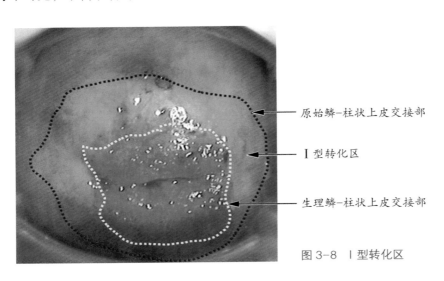

原始鳞-柱状上皮交接部

Ⅰ型转化区

生理鳞-柱状上皮交接部

图 3-8　Ⅰ型转化区

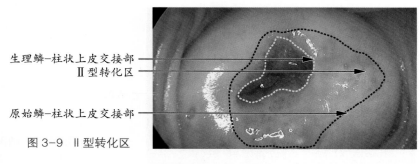

生理鳞-柱状上皮交接部
Ⅱ型转化区
原始鳞-柱状上皮交接部

图 3-9　Ⅱ型转化区

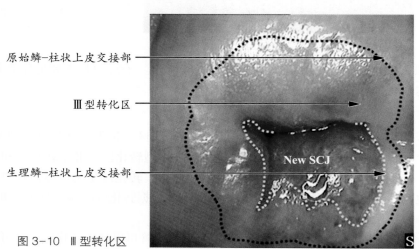

原始鳞-柱状上皮交接部

Ⅲ型转化区

生理鳞-柱状上皮交接部　　　New SCJ

图 3-10　Ⅲ型转化区

 二、子宫颈癌前病变及早期子宫颈癌的阴道内镜诊断

（一）子宫颈上皮内病变的临床转归

1. LSIL

90% 的 LSIL 可自然消退。LSIL 可持续 2 年，13% 的 LSIL 可能进展。HPV-16 感染的 LSIL 逆转率比较低。Quaas J 等在 2013 年发表的文献中提出：LSIL 的 2 年自然逆转率为 88.5%，持续率为 10.8%，进展率为 0.7%，大多数的逆转发生在 1 年内，而吸烟是 LSIL 持续的高危因素；HPV-16 感染的 LSIL 逆转率比较低。HPV-16/HPV-18 阳性的 LSIL 的自然逆转率为 50%。

Moscicki AB 等在 2004 年发表的文献中提出：年轻女性（13～22 岁）的 LSIL 的 12 个月自然逆转率为 61%，36 个月自然逆转率达 91%。关于 LSIL 逆转的时间，Darragh TM 等在 2012 发表的报告中提出：致癌性 HPV 阳性的 LSIL 逆转时间为 17.8 个月，非致癌性 HPV 阳性的 LSIL 逆转时间为 7.8 个月，HPV 阴性的 LSIL 逆转时间平均为 7.7 个月。LSIL 的逆转率与吸烟患者的关系有研究报道：516 名 LSIL 研究中，吸烟患者 LSIL 的逆转率为 55.0%，不吸烟患者 LSIL 的逆转率为 68.8%；LSIL 的逆转与高危 HPV 持续感染相关；LSIL 的逆转与 HPV 的多重感染无相关性。Singh S 等在 2015 发表的文献中针对随访 584 名 LSIL 患者 2 年报道：30 岁后，LSIL 逆转率随年龄上升而下降，10～19 岁患者逆转率为

61.4%；20～29 岁患者逆转率为 66.8%；30～39 岁患者逆转率为 51.6%；40～49 岁患者逆转率为 44.4%；50～59 岁患者逆转率为 45.7%。

2. HSIL

如果不处理，HSIL 具有较高转化为浸润癌的风险。HSIL 患者有 CIN Ⅱ 的自然史：40% 患者消退，40% 患者持续 CIN Ⅱ，20% 患者进展。HSIL 患者有 CIN Ⅲ 的自然史：33% 患者消退，55% 患者持续 CIN Ⅲ，12% 患者进展。

3. CGIN

绝大多数 CGIN 由高危 HPV 感染导致，最常见的 HPV 亚型为 HPV-18 和 HPV-16。CGIN 具有很高的进展风险。随访观察可能导致病变进展至癌。

（二）阴道内镜下子宫颈癌前病变的图像特征

由于近距离成像，阴道内镜下子宫颈上皮内瘤变的图像更加清晰并易于判别。阴道内镜下 SIL 有以下特征性改变：醋酸白上皮、异常血管、异常子宫颈腺管开口、复方碘试验不染色和局部组织形态改变。

1. 醋酸白上皮

醋酸白上皮的识别和判断尤为重要，主要判断醋酸白上皮的厚度、密度和出现及消退的时间，以及醋酸白上皮的表面、边界和轮廓。用醋酸溶液（3%～5%）涂于子宫颈表面，可更好地识别正常与异常的上皮。这种弱酸溶液可以通过大棉球或注射器涂于子宫颈表面。

如图 3-11 所示，LSIL 醋酸白上皮的倾向是薄而不致密、范围较小，伴不规则、羽毛状、地图样或呈角状的边界，伴有细小点状血管和（或）镶嵌血管；有时 LSIL 可与鳞-柱上皮交接部分离；非典型血管少见。而 HSIL 的醋酸白上皮是致密、不透明、灰白色的，醋酸白区域内有粗大点状血管和（或）镶嵌血管，有规则而明确的边界（图 3-12）；有些病变常累及子宫颈的两个唇，可能偶见非典型血管；CIN Ⅲ 病变倾向有复杂的表现甚至累及子宫颈管和子宫颈口。

但醋酸白上皮不是 CIN 特有的，可以发生在某些情况如未成熟鳞状化生、先天性化生区、炎症、愈合和再生上皮区域内。而 CIN 的醋酸白上皮变化限于转化区内，接近鳞-柱上皮交接部，与周围上皮有明确的分界。

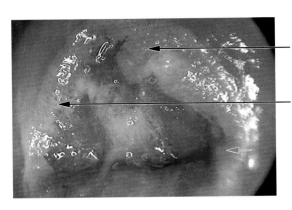

　　　　　　　　　　　　　　　醋酸白上皮

　　　　　　　　　　　　　　　点状血管

图 3-11　阴道内镜下 LSIL 环状醋酸白上皮
LSIL 环状醋酸白上皮（蓝色箭头），Ⅰ型转化区，子宫颈 10 点方向有点状血管

A. 白光图（1）
Ⅰ型转化区，可见异常增生血管

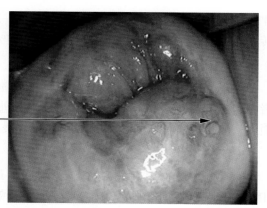

异常增生血管

B. 白光图（2）

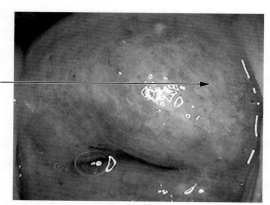

异常增生血管

C. 醋酸染色图（1）

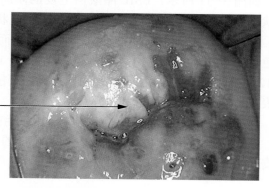

厚而致密的醋酸白上皮

D. 醋酸染色图（2）

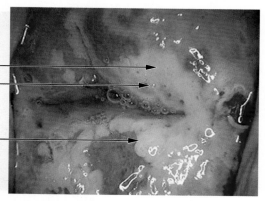

厚醋酸白上皮

腺管开口

厚醋酸白上皮（内部边界锐利）

图 3-12　阴道内镜下 HSIL 图像特征

2.异常血管

正常情况下子宫颈表面无血管。当子宫颈发生病变时，在其表面可以观察到异常增生血管。血管异常增生可破坏子宫颈上皮的完整性，致使子宫颈上皮表面失去平滑完整的形态，有的仅有单层子宫颈鳞状上皮覆盖。血管从内向外将病变组织及子宫颈上皮蚀琢成各种形态和纹理，如各种点状血管、镶嵌血管等。从薄层上皮的形态可以判断其下异常增生的血管。常见的形态改变是血管扩张、迁曲、密度增加及出现异型血管。异常血管如点状血管、镶嵌和异型血管仅在醋酸白上皮区内是有意义的。

子宫颈表面的异常血管可分为两类：第一类为可见血管，包括各种异常增生的血管和异型血管。异常增生的血管包括树枝状分支血管、柳条状爬行血管等，血管位于鳞状上皮下，可见于子宫颈炎和LSIL。可见血管表面被覆的子宫颈上皮厚度不均，有的血管甚至完全没有子宫颈上皮覆盖，裸露于子宫颈表面。第二类为不可见血管，这类血管位于子宫颈上皮下，因被覆上皮很薄，透过上皮隐约可见。

（1）点状血管

点状血管是终末血管扩张，延长或伴有轻度扭曲和不规则的表现，真正的点状血管基底为白色，与周围有清楚的分界线。正常化生过程中柱状上皮绒毛内的输入和输出的毛细血管被压，但其在新形成的鳞状上皮内不合并，它们在基底膜下形成细小的血管网。基质乳突中的毛细血管上行至上皮表面，透过薄层上皮看似点状，因此称为点状血管。

细小点状血管是毛细血管袢向末端口径变小且血管间距减小，产生一个微妙的点状印象（图3-13）。

（2）镶嵌血管

当HPV感染和宫颈上皮内瘤变发生时，不典型增生的上皮取代腺体，毛细血管网形成环状，毛细血管的输入和输出可因增大的间质乳头而合并，在这些血管的顶管仍有薄层

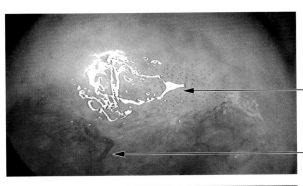

A.点状/异型血管白光图

———— 点状血管

———— 裸露的异型血管

B.点状/异型血管多光谱图点状/异型血管（蓝色箭头所指）

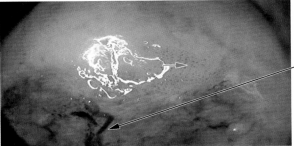

———— 异型血管

图3-13　阴道内镜下HSIL点状/异型血管

上皮及不规则的终末血管，平行走向表面构成了一铺路石样结构，围绕着病理上皮，从而勾画出一种形状及大小不一的镶嵌状无血管区，透过薄层上皮清晰可见称为镶嵌。在镶嵌区，上皮表现为各种不同形态：粗大的、细小的、圆形、多边形、规则或不规则的块状区域（图3-14～图3-19）。

细小镶嵌是口径细小、血管间距小的血管网。粗大镶嵌与细小镶嵌相比，其血管口径大，毛细血管间距宽。有时这种血管在一个区域内，以致毛细血管袢发生在每个镶嵌"瓦片"的中央，这种表现为"脐"。

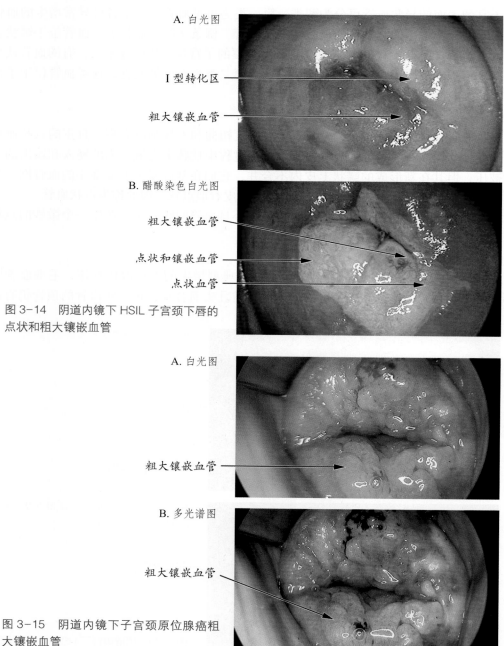

A. 白光图

I 型转化区

粗大镶嵌血管

B. 醋酸染色白光图

粗大镶嵌血管

点状和镶嵌血管

点状血管

图 3-14　阴道内镜下 HSIL 子宫颈下唇的点状和粗大镶嵌血管

A. 白光图

粗大镶嵌血管

B. 多光谱图

粗大镶嵌血管

图 3-15　阴道内镜下子宫颈原位腺癌粗大镶嵌血管

A. 白光图

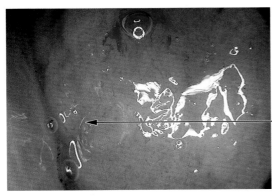

—— 粗大镶嵌血管

B. 多光谱图

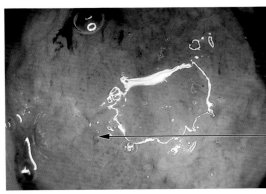

—— 粗大镶嵌血管

图 3-16　阴道内镜下 HSIL 粗大镶嵌血管

A. 白光图

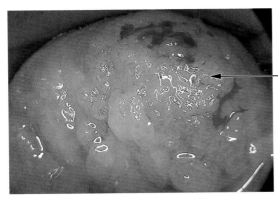

—— 粗大镶嵌血管

B. 多光谱图

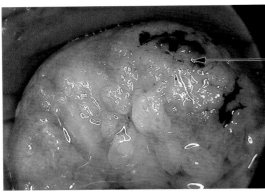

—— 粗大镶嵌血管

图 3-17　阴道内镜下 HSIL 子宫颈 2 点
方向的粗大镶嵌血管

A. 醋酸染色白光图

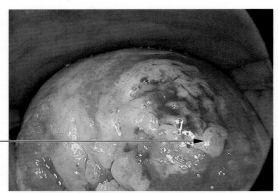

厚醋酸白 ——

B. 醋酸染色多光谱图

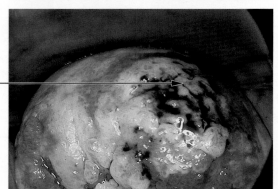

厚醋酸白粗大镶嵌血管 ——

图 3-18　阴道内镜下 HSIL 醋酸染色后
子宫颈 12 点方向的粗大镶嵌血管

A. 醋酸染色白光图

玫瑰花样粗大镶嵌血管 ——

醋酸白上皮 ——

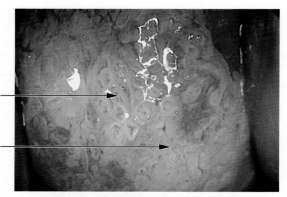

B. 醋酸染色多光谱图

玫瑰花样粗大镶嵌血管 ——

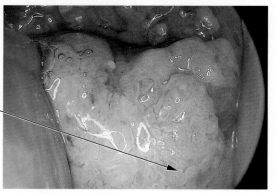

图 3-19　阴道内镜下 HSIL 镶嵌血管和
醋酸白上皮

（3）混合血管

细小点状血管和镶嵌血管可以同时存在于 HSIL 中，但并非整个病变均可见。粗大点状血管和镶嵌血管倾向发生在更严重的子宫颈病变中，如 HSIL 和早期临床前浸润癌。当点状和镶嵌血管并存时，阴道内镜预测病变的评价标准与它们单独存在时相同（图 3-20，图 3-21）。

点状血管和镶嵌血管透过上皮可见并接近表面，因而其比正常间质的血管更明显。应用醋酸后，这些异常血管限于醋酸白上皮内（图 3-22～图 3-25）。

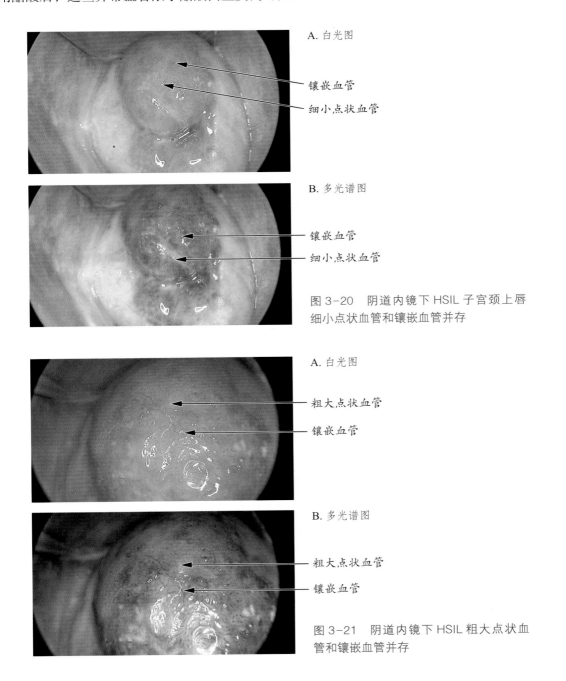

A. 白光图

镶嵌血管
细小点状血管

B. 多光谱图

镶嵌血管
细小点状血管

图 3-20 阴道内镜下 HSIL 子宫颈上唇细小点状血管和镶嵌血管并存

A. 白光图

粗大点状血管
镶嵌血管

B. 多光谱图

粗大点状血管
镶嵌血管

图 3-21 阴道内镜下 HSIL 粗大点状血管和镶嵌血管并存

A. 白光图

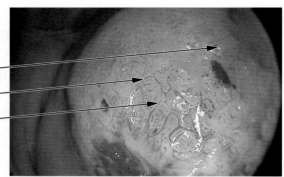

异常腺管开口

粗大点状血管

镶嵌血管

B. 多光谱图

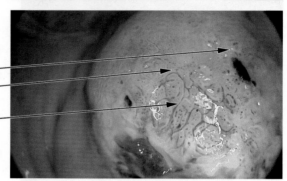

异常腺管开口

粗大点状血管

镶嵌血管

图 3-22　阴道内镜下 HSIL 醋酸染色后粗大点状血管和镶嵌血管并存

A. 白光图

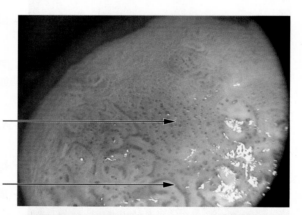

特征性点状血管

镶嵌血管

B. 多光谱图

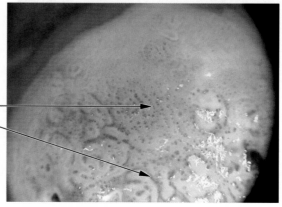

特征性点状血管

镶嵌血管

图 3-23　阴道内镜下 HSIL 醋酸染色后子宫颈局部特征性点状血管与镶嵌血管并存

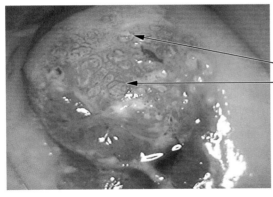

A. 白光图

点状血管
镶嵌血管

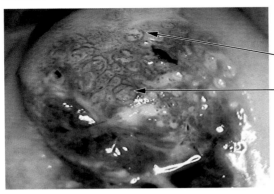

B. 多光谱图

点状血管

镶嵌血管

图 3-24　阴道内镜下 HSIL 醋酸染色后
子宫颈上唇的点状血管和镶嵌血管并存

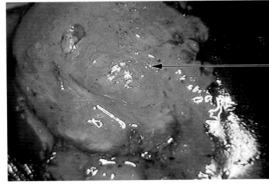

A. 白光图

点状血管和镶嵌血管并存区
域复方碘不染色

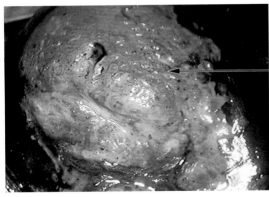

B. 多光谱图

点状血管和镶嵌血管并存区
域复方碘不染色

图 3-25　阴道内镜下 HSIL 复方碘染色后
点状血管和镶嵌血管并存

（4）异型血管

异型血管指血管的管径、形态、走向及相互间的关系均高度不规则，如血管呈螺旋形、逗点形、发夹形、树叶形、线球形、杨梅形等。异型血管间的距离明显增大，有大片无血管区，有的很长一段无分支，终末部分常呈螺旋状，血管有不规则的收缩及扩张，常出现突然中断。在子宫颈癌前病变和浸润癌中，血管间距离将随着病程的进展而增加。与表面平行的部分上皮极薄，容易出血。在组织切片中，可见扩张的异型血管在癌细胞团之间上行至表面或呈水平走向。如图3-26所示，可能有浸润的最早阴道镜图像之一是血管从镶嵌结构中突出，产生不规则纵向血管。异型血管是HSIL和早期浸润癌的标志。

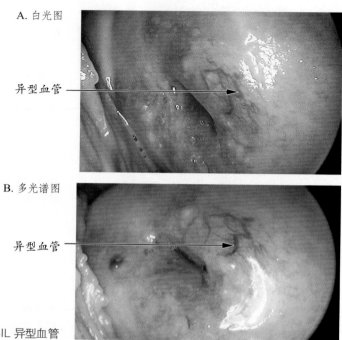

A. 白光图

异型血管

B. 多光谱图

异型血管

图3-26 阴道内镜下HSIL异型血管

局部血管异常增生，管腔扩大，失去正常血管分支状，相互距离变宽，走向紊乱，形态特殊，可呈蝌蚪形、棍棒形、发夹形、螺旋形或绒球形等。涂3%醋酸后表面呈玻璃样水肿或熟肉状，常并有异形上皮。复方碘染色阴性或着色极浅（图3-27～图3-31）。

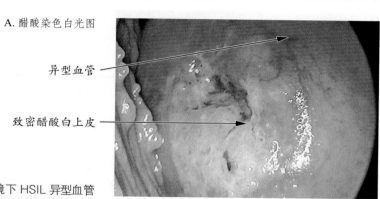

A. 醋酸染色白光图

异型血管

致密醋酸白上皮

图3-27 阴道内镜下HSIL异型血管

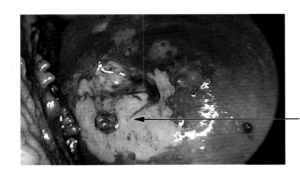

B. 复方碘染色白光图

病变区域复方碘不染色

图 3-27 阴道内镜下 HSIL 异型血管（续）

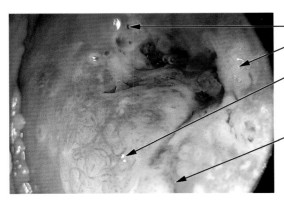

异常腺管开口

致密醋酸白上皮

粗大花瓣样镶嵌血管
（为图 3-26 局部放大后异型血管供应病变区域
可见的镶嵌血管）

异型血管

图 3-28 阴道内镜下 HSIL 醋酸染色后的
异型血管

3. 异常子宫颈腺管开口

宫颈上皮内瘤变时，阴道镜下可见腺管开口处上皮增厚，形成白环（图 3-32）。

宫颈管内覆以柱状上皮（腺上皮），柱状上皮由单层高柱状细胞形成，细胞核深染而靠近基底膜。子宫颈管的柱状上皮形成扁平的表面，沿长轴形成很多褶皱突向子宫颈管内，呈乳头状；突向间质形成颈管腺窝（子宫颈腺体），腺体从子宫颈表面至最深处（可达 5~8 mm），这种由黏膜褶皱和腺体构成的复杂结构使柱状上皮呈葡萄状。随着化生鳞状上皮的进一步发展，柱状上皮的葡萄样结构消失，绒毛间隙融合呈玻璃样粉白色，呈指状或舌状的膜伸向子宫颈外口。可有大量的腺管开口和柱状上皮岛分散在整个化生鳞状上皮上。化生早期，腺管开口的边缘环用醋酸染色后可不变白，但是化生进一步发展，则可轻度变白。舌状化生区逐渐融合形成一个连续发展的玻璃样、发亮、粉白色或者轻度苍白的膜样区。

角化腺管开口（腺口周围白环）：共分为 5 型。

Ⅰ型：腺管开口凹下，无白环。

Ⅱ型：腺管开口周围呈细白环。

Ⅲ型：腺管开口周围略宽，呈边界模糊不隆起的白环。

Ⅳ型：腺管开口周围粗大，呈明显隆起的白环。

Ⅴ型：腺管开口呈明显实性白点。

腺管和型别高且白环较密集则有诊断意义，白环主要见于炎症及不典型增生，大而成堆的腺管开口合并其他图像，多为原位癌及早期浸润癌。

HSIL 中腺管开口可能是厚的、致密的和宽的醋酸白环，称袖口状腺管开口。有时与那些在正常腺管开口周围的轻度线样白环比较，这些腺管开口较白而宽。

A. 白光图（子宫颈微小浸润癌患者，子宫颈
局部异常增生血管裸露于子宫颈转化区）

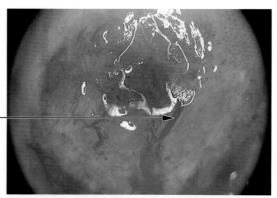

子宫颈局部异常增生血管 ⟶

B. 多光谱图（血管裸露于子宫颈表面，粗大，
分支较多，伴有点状血管）

多光谱内镜下裸露血管更加明显 ⟶

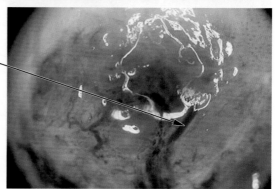

图 3-29　阴道内镜下子宫颈微小浸润癌
异型血管

A. 白光图

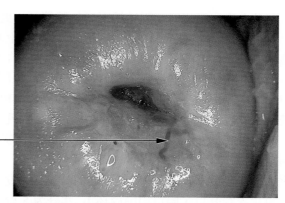

裸露异型血管 ⟶

B. 多光谱图

多光谱内镜下裸露
异型血管更加明显 ⟶

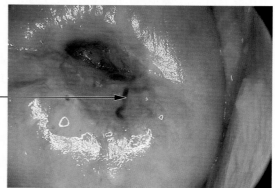

图 3-30　阴道内镜下 HSIL 的裸露异型
血管

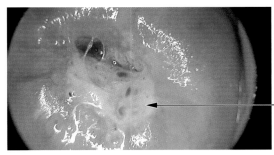

A. 醋酸染色白光图

厚醋酸白

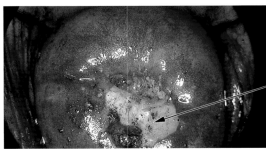

B. 复方碘染色白光图

病变区域复方碘不染色

图 3-31　阴道内镜下 HSIL 裸露异型血管血供区病变

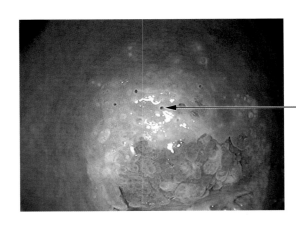

异常子宫颈腺管开口

图 3-32　阴道内镜白光下 HSIL 异常子宫颈腺管开口图

　　子宫颈原位癌累及腺体是指原位癌的异形细胞沿着子宫颈腺腔开口进入移行带区的子宫颈腺体，致使腺体原有的柱状细胞被多层异形鳞状细胞替代，但腺体基底膜仍保持完整。子宫颈原位癌累及腺体是子宫颈原位癌的一种特殊病理学形态改变（也是其常见的一种表现形式），其实质是原位癌而不是浸润癌。

　　4. 复方碘不染色

　　子宫颈病变的复方碘染色的特征为宫颈上皮内瘤变时，上皮由于失去糖原，表现为复方碘试验不染色。

　　用棉球将复方碘溶液充分涂在整个子宫颈和可见的部分阴道部位，观察子宫颈周围、阴道穹和阴道壁，直到上皮被复方碘溶液染成黑棕色或几乎黑色。正常阴道和子宫颈鳞状上皮及成熟化生鳞状上皮含有丰富的糖原细胞，因此吸碘而变成黑色或棕色。如图 3-33 所示，不典型增生的上皮含很少或不含糖原，故复方碘不染色，仍然是芥末黄或土黄色。

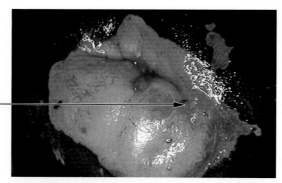

病变区域复方碘
不染色

图 3-33　阴道内镜下 HSIL 复方碘染色
后病变区域

不同的颜色有助于鉴别轻微醋酸白的转化区内的正常与异常。柱状上皮复方碘不染色；未成熟化生鳞状上皮仅部分复方碘染色；萎缩上皮也部分复方碘染色。

5. 局部组织形态改变

以子宫颈鳞状细胞癌为例：如图 3-34 所示，阴道内镜见典型脑回样改变及异型血管。脑回样改变即指部分上皮增生伴部分上皮坏死，构成形似脑回状的形态改变。

A. 白光图

脑回样改变

B. 多光谱图

脑回样改变

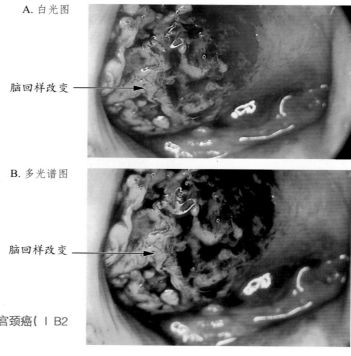

图 3-34　阴道内镜下早期子宫颈癌（ⅠB2
期）脑回样改变

（三）子宫颈感染阴道内镜图像特征

1. 子宫颈炎

子宫颈炎（cervicitis）是妇科常见疾病之一，多见于育龄妇女，为子宫颈受损伤和病原体侵袭而致，包括子宫颈阴道部炎症及子宫颈管黏膜炎症。子宫颈是阻止下生殖道病原体进入上生殖道的重要防线，但子宫颈管单层柱状上皮本身抗感染能力较差，若受到性交、分娩、流产、手术等机械性刺激而受损，则更易发生感染。临床上将子宫颈炎分为急性子宫颈炎和慢性子宫颈炎两种，以慢性子宫颈炎为多。急性子宫颈炎主要表现为子宫颈红肿、子宫颈管黏膜水肿，常伴急性阴道炎或急性子宫内膜炎。慢性子宫颈炎有子宫颈糜烂、子宫颈肥大、子宫颈息肉、子宫颈腺囊肿和子宫颈外翻等多种表现。慢性子宫颈炎与子宫颈癌有一定关系，故应积极防治。30岁以上有子宫颈炎的妇女应定期做子宫颈管搔刮术（endocerival curettage，ECC）检查癌细胞。

（1）子宫颈炎时醋酸白上皮表现

参考案例：患者，28岁，G1P1，妊娠期ASC-US。HPV-52阳性，TCT阴性。活组织病理学检查：慢性子宫颈炎。该患者阴道内镜图像如图3-35所示。

（2）子宫颈炎血管表现

子宫颈的血管可因上皮性质不同而呈现出多种形态，基质中的血管来自深部，只有终

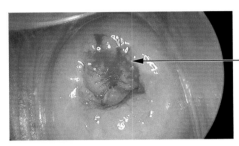

A. 白光图

Ⅱ型转化区

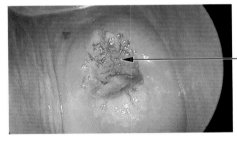

B. 醋酸染色白光图（1）

柱状上皮

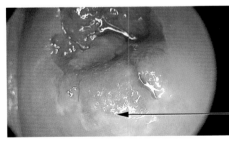

C. 醋酸染色白光图（2）

醋酸白上皮

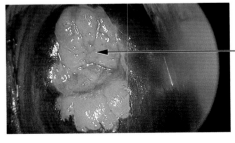

D. 复方碘染色白光图

柱状上皮复方碘不染色

图3-35　阴道内镜下慢性子宫颈炎

末血管上升至上皮表层时，阴道镜下才能看清楚血管。

1）鳞状上皮区：正常鳞状上皮血管多呈树枝网状，与黏膜表面平行，毛细血管管径较细，排列比较稀疏，也可见短小纤细的发夹状和小点状的毛细血管。细静脉管径稍粗，容易辨认。有时更加深层的小静脉亦可观察到，这些血管均与表面平行排列。

2）柱状上皮区：乳头的中心可以看到袢状血管。

3）转化区：鳞-柱状上皮交接部的血管多为树枝状，比较粗大。

当有炎症刺激时，子宫颈血管增生，透过浆膜层容易观察到子宫颈血管。阴道镜下所见的血管结构变化，主要表现在血管形态和血管间距两个方面，子宫颈的原始鳞状上皮中，常见到的血管形态为平铺于上皮的网状血管，呈致密精细而规则的网状，或呈蜘蛛样上皮，基质形成乳头时，可见到在每个乳头中有一支发夹状血管，包括升降支及中间袢，炎症时，由于充血，嵴部血管扩张，扭曲形成鹿角状。

根据子宫颈浆膜下的血管形态，血管大致可分为发夹样血管、网状血管、粗大树枝样血管、规则血管网等。

1）发夹样血管：当基质乳突伸长时终末血管形成血管袢，有上行支及下行支。上皮薄时可自不同侧面看见发夹样血管（图3-36）。

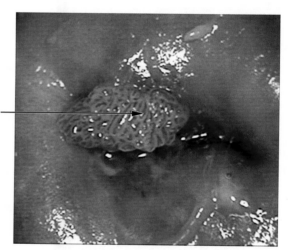

发夹样血管 ←

图3-36　阴道内镜白光下子宫颈炎发夹样血管

子宫颈炎患者子宫颈息肉上出现发夹样血管

2）网状血管：柱状上皮基质血管呈树枝状，末端血管形成血管袢进入每支乳突。因柱状上皮只有一层细胞，透过黏膜可以隐约看到乳突中的血管。在正常转化区内，化生的鳞状上皮将柱状上皮乳突中的血管袢压平，血管平铺于基质上。口服避孕药和绝经后妇女的子宫颈上皮较薄，更容易看到网状毛细血管。产后由于抵抗力下降，易引发子宫颈炎，在子宫颈表面可见上皮下增生的网状血管（图3-37）。

3）粗大树枝样血管：炎症长期刺激可使子宫颈血管明显增生，阴道镜下所见的血管呈粗大树枝样改变（图3-38）。

4）规则血管网：子宫颈表面纳氏囊肿上存在的规则分支样网状血管，常见于子宫颈炎患者（图3-39）。

A. 白光图

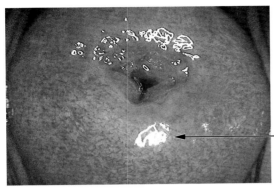

子宫颈上皮下的增生网状血管

B. 多光谱图

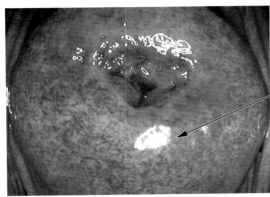

子宫颈上皮下的增生网状血管

图 3-37　阴道内镜下产后 42 d 子宫颈炎子宫颈网状血管

产后 42 d，子宫颈网状血管（整个子宫颈上皮下血管呈网状）

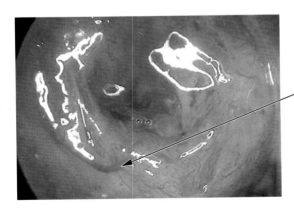

转化区增生的粗大树枝样血管

图 3-38　阴道内镜白光下慢性子宫颈炎转化区粗大树枝样血管

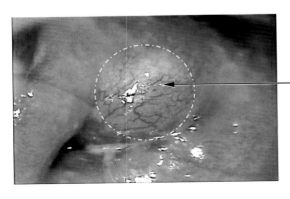

规则血管网

图 3-39　阴道内镜白光下子宫颈炎病变区规则血管网

2.子宫颈赘生物

（1）子宫颈息肉

长期慢性炎症刺激导致子宫颈管黏膜局部增生，增生黏膜逐渐向子宫颈外口突出形成子宫颈息肉（图3-40）。

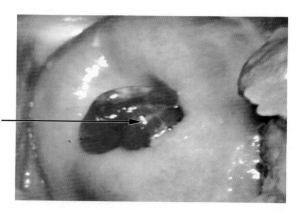

子宫颈息肉——

图3-40　阴道内镜白光下子宫颈息肉

（2）尖锐湿疣

HPV-6、HPV-11低危病毒感染可导致尖锐湿疣，妊娠期由于雌孕激素水平较高，疣体生长迅速，产后激素水平恢复正常，疣体常可自然消退（图3-41）。

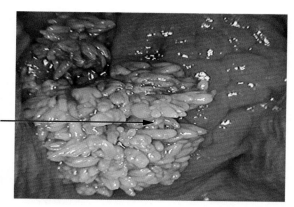

阴道穹前部尖锐湿疣——

图3-41　阴道内镜白光下妊娠期阴道穹前部尖锐湿疣

尖锐湿疣合并CIN时则难以辨别病变级别，病理学诊断可确诊。

HPV-6是一种特殊类型的病毒，可导致子宫颈尖锐湿疣、LSIL或疣状鳞状细胞癌（SCC）。后者是一种罕见的侵袭性鳞状细胞癌。有案例报道，一名43岁的妇女被怀疑为LSIL，随访监测3年，近期阴道镜检查发现子宫颈内有白色乳头状肿块，阴道镜诊断为尖锐湿疣；宫颈活检显示乳头状增生厚厚的鳞状上皮，由上皮细胞和细胞核增大的不典型细胞组成；LEEP标本显示一层厚厚的不典型鳞状上皮细胞增生侵犯间质；免疫组化显示p16蛋白表达阴性；子宫切除标本检测显示低危型HPV-6阳性，但其他高危HPV阴性；双侧盆腔和主动脉旁淋巴结转移阳性，该患者被诊断为子宫颈癌ⅠB1期。尽管进行了辅助化疗，但该患者术后不久仍有多个淋巴结转移和肺转移。笔者在临床工作中就见到过1例

HPV-6 感染导致的 CIN Ⅱ 病例。

HPV-6 感染导致的 LSIL 病变特点见图 3-42。

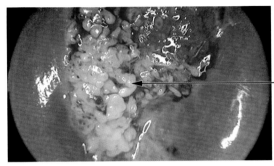

A. 白光图

尖锐湿疣合并 LSIL

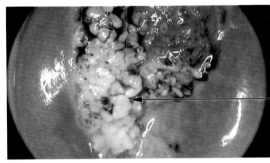

B. 多光谱图

尖锐湿疣合并 LSIL

图 3-42 阴道内镜下 HPV-6 感染导致的 LSIL 病变特点（尖锐湿疣合并 LSIL）

第四章　子宫颈上皮内病变病例列举与阴道内镜判读

 一、子宫颈低级别鳞状上皮内病变（LSIL）病例列举与阴道内镜判读

（一）病例 1

【病史概述】　金某，36 岁，已婚，G5P4，性伴侣 1 人。HPV-56、HPV-68 阳性，HPV-DNA 499 pg/mL，TCT：LSIL。

【阴道内镜检查指征】　高危 HPV 感染；TCT：LSIL。

【阴道内镜图像解读】　Ⅰ型转化区，阴道内镜下原始白光下见子宫颈表面淡黄色分泌物（图 4-1A），提示子宫颈炎存在。可见异常增生血管，以子宫颈上唇血管增生明显（图 4-1B）。醋酸染色结果：子宫颈表面薄醋酸白上皮，子宫颈下唇异常腺管开口，腺体分泌物凝固于腺管开口处（图 4-1C、图 4-1D）。复方碘染色结果：轻度复方碘不染色（图 4-1E）。

【阴道镜诊断】　LSIL 伴异常增生血管。

【活组织病理学检查】　LSIL。

【处理】　治疗慢性子宫颈炎，12 个月 TCT 和 HPV 联合筛查。

【解释】

1）细胞学 ASC-US 或 LSIL，组织学 LSIL 是 HPV 感染的表现，且通常由高危 HPV 感染引起。

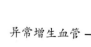

A. 白光图（1）

异常增生血管

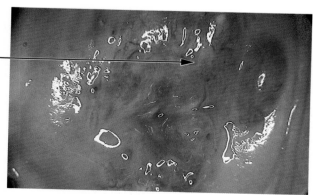

图 4-1　病例 1 LSIL 患者阴道内镜图

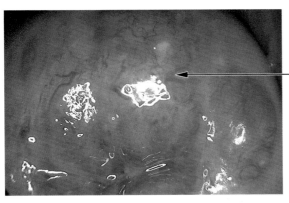

B. 白光图（2）

异常增生血管

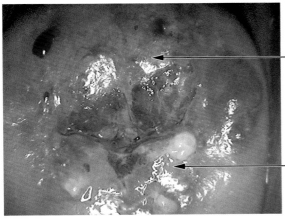

C. 醋酸染色白光图

薄醋酸白上皮

异常腺管开口

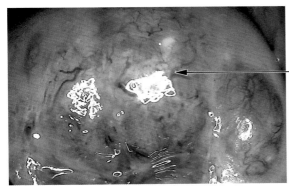

D. 多光谱图

异常增生血管

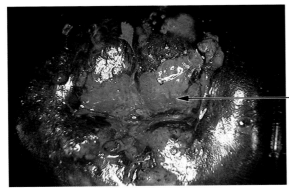

E. 复方碘染色白光图

病变区域轻度复方碘不染色

图 4-1　病例 1 LSIL 患者阴道内镜图（续）

2）多数 LSIL 患者的病变会随时间延长而清除，但是年龄越大，病变清除的可能性越小。

3）TCT 和 HPV 联合筛查对发现潜在的组织学 HSIL 的灵敏度约为 90%。而单次 TCT 检查的灵敏度只有 70% 左右。

4）冷冻疗法可以加快病变的清除，但会造成患者不适，且会损伤子宫颈并形成瘢痕，增加以后的阴道镜检查的难度，一些研究也发现其会影响患者以后的妊娠。

【讨论1】 若该患者随访结果为，12 个月后 TCT：ASC-US，HPV 阴性。应如何处理？

·处理· 阴道镜检查。

·解释·

1）为了使发现组织学 HSIL 的灵敏度与单次 HPV 检测相似，在 TCT 检查发现 ASC-US 或 LSIL 时，组织学曾诊断为 LSIL 的患者需要行阴道镜检查。

2）HPV 检测有时会出现假阴性结果，阴道镜图像直观，阴道镜下活检，可以明确诊断，对 LSIL 进展或逆转进行确诊。

【讨论2】 患者活组织病理学检查为 LSIL，应如何处理？

·处理· 继续随访，1 年后重复进行 TCT 和 HPV 联合筛查。

【讨论3】 该患者 1 年后 TCT 结果为 LSIL，HPV 阳性，活组织病理学检查组织学 LSIL，病变范围阴道镜可见，应如何处理？

·处理· 激光治疗、冷冻疗法或 LEEP 术。

·解释·

1）组织学 LSIL 患者在随访 2 年后进行治疗是可以接受的，治疗后多数病变会逆转，有些持续 2 年的病变仍可能逆转。编者研究团队临床研究结果显示：HPV 阳性的 LSIL 患者 LEEP 术后高危 HPV 持续感染率为 30% 左右。

2）随着病变持续时间的延长，病变级别进展的风险会增加，但是患者短期患癌风险仍非常低，所以继续观察仍是可以接受的。

3）选择观察或治疗的因素包括患者的生育要求和自主意愿，以此选择继续复查和阴道镜检查或进行治疗。

4）如果决定继续观察，应进行 HPV 和细胞学联合筛查，这对发现持续病变具有良好的灵敏度。如果决定治疗，激光治疗、冷冻疗法或 LEEP 术都是可接受的。

（二）病例2

【病史概述】 徐某，29 岁。TCT：ASC-US，HPV-66 阳性，2 年前活组织病理学检查：LSIL。此患者有备孕计划，随访 2 年，2 次 TCT 均正常，HPV 转为阴性。

【阴道镜检查指征】 TCT：ASC-US，HPV-66 阳性，阴道镜明确是否存在病变。

【阴道镜图像解读】 Ⅲ型转化区，排卵期见瞳孔样子宫颈管开口（图 4-2A），醋酸染色后见薄的醋酸白上皮、异常腺管开口（图 4-2B）。

【阴道镜诊断】 LSIL 可能。

【活组织病理学检查】 LSIL。

【处理】 常规 TCT 和 HPV 联合筛查。

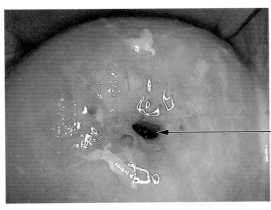

A. 白光图

瞳孔样子宫颈管开口
（Ⅲ型转化区）

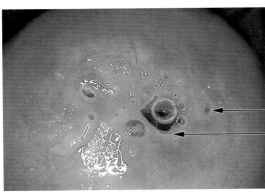

B. 醋酸染色白光图

异常腺管开口

醋酸白上皮

图 4-2　病例 2 LSIL 患者阴道内镜图

【解释】

1）2 次 HVP 检查均阴性后，患隐匿性组织学 HSIL 的可能性非常小。

2）不需要用阴道镜来证实病变逆转。

（三）病例 3

【病史概述】　吴某，33 岁，G1P0，性伴侣 3 人。活组织病理学检查 LSIL 2 年，要求治疗。

【阴道镜图像解读】　Ⅲ型转化区，子宫颈炎性增生，异常小血管增生，纳氏囊肿（图 4-3A）。云雾状醋酸白上皮，边界模糊，可见异常腺管开口，病灶延伸至子宫颈管内，病变区域复方碘不染色（图 4-3B、图 4-3C）。

【阴道镜诊断】　LSIL。

【活组织病理学检查】　LSIL。

【处理】　LEEP 术。

【解释】

1）Ⅲ型转化区高级别病变或极少数癌可能存在于子宫颈管内。

2）激光治疗或冷冻疗法适用于 Ⅰ 型转化区患者，而高级别病变可在未察觉的情况下持续和进展。

3）子宫切除的治疗方法在组织学 LSIL 的患者中不被接受。

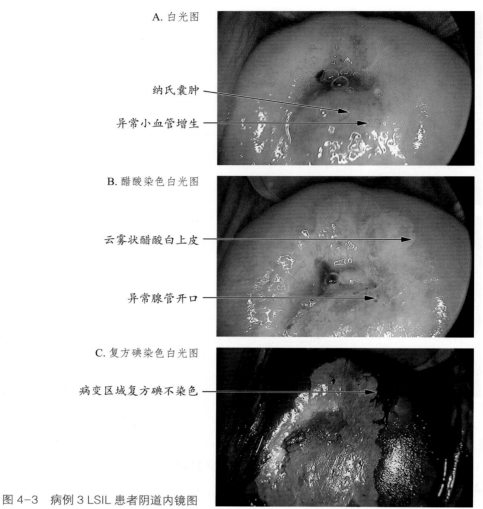

A. 白光图

纳氏囊肿

异常小血管增生

B. 醋酸染色白光图

云雾状醋酸白上皮

异常腺管开口

C. 复方碘染色白光图

病变区域复方碘不染色

图 4-3　病例 3 LSIL 患者阴道内镜图

（四）病例 4

【病史概述】　杨某，37 岁，性伴侣 3 人，G1P0。高危 HPV 阳性，活组织病理学检查：LSIL，患者不愿意手术治疗。

【阴道镜检查指征】　高危 HPV 阳性。

【阴道镜图像解读】　淡黄色炎性分泌物覆盖于子宫颈表面（图 4-4A），拭去分泌物。醋酸染色见 II 型转化区，薄醋酸白上皮和异常腺管开口（图 4-4B）。复方碘染色见病变区域复方碘不染色（图 4-4C）。

【阴道镜诊断】　LSIL。

【活组织病理学检查】　LSIL，ECC LSIL。

【处理】　12 个月 TCT 和 HPV 联合筛查或 LEEP 术。

【解释】

1）《美国阴道镜及宫颈病理学会（ASCCP）指南》（后文称 ASCCP 指南）建议在该患者这种情况下可治疗，但如果 ECC 结果为组织学 LSIL，可继续观察。

2）若该患者阴道镜检查是 III 型转化区，ECC 结果为组织学 HSIL，则需要行 LEEP 术。

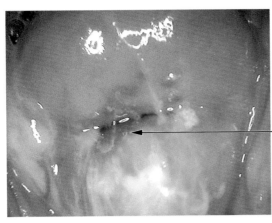

A. 白光图

淡黄色炎性分泌物覆盖子宫颈表面

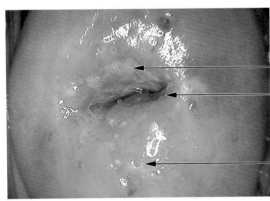

B. 醋酸染色白光图

薄醋酸白上皮

Ⅱ型转化区

异常腺管开口

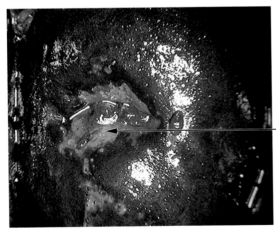

C. 复方碘染色白光图

病变区域复方碘不染色

图 4-4　病例 4 LSIL 患者阴道内镜图

（五）病例 5

【病史概述】　段某，33 岁，G3P1，有 1 次早产史，1 次妊娠中期流产史。TCT：HSIL。4 年前离异，性伴侣 14 人，近期再婚，并有生育要求，社交场合抽烟。

【阴道镜检查指征】　TCT：HSIL。

【阴道镜图像解读】　Ⅰ型转化区，可见局部异常血管增生，子宫颈表面可见少许白色分泌物（图 4-5A）。醋酸染色后见薄醋酸白上皮，边界模糊，局部组织出血，少许腺管开口（图4-5B）。复方碘染色见病变区域复方碘不染色（图4-5C）。

【阴道镜诊断】 LSIL。

【活组织病理学检查】 LSIL，ECC正常。

【处理】 12个月和24个月TCT和HPV联合筛查。

【解释】

1）该患者组织学HSIL的风险很大，所以每年单独做TCT随访的灵敏度不够，需联合HPV筛查。

2）但是病变也有逆转的机会。考虑到患者有生育要求，且有1次早产、1次妊娠中期流产史（死亡），治疗不是必需的。

【讨论】 如患者的随访结果为12个月和24个月TCT和HPV联合筛查均正常应如何处理?

·处理· 3年后TCT和HPV联合筛查。

·解释· 若两次随访的TCT和HPV联合筛查均阴性，则可能是病变逆转了。

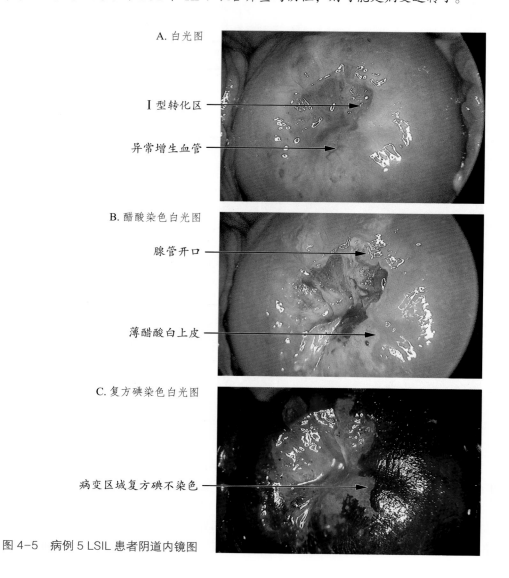

A. 白光图

Ⅰ型转化区

异常增生血管

B. 醋酸染色白光图

腺管开口

薄醋酸白上皮

C. 复方碘染色白光图

病变区域复方碘不染色

图4-5 病例5 LSIL患者阴道内镜图

（六）病例 6

【病史概述】　陈某，37 岁，G1P1，患者有生育要求。TCT：HSIL，11 年前因 LSIL 行冷冻疗法。

【阴道镜检查指征】　TCT：HSIL。

【阴道镜图像解读】　Ⅲ型转化区，子宫颈表面可见纳氏囊肿（图 4-6A）。醋酸染色后可见薄醋酸白上皮、异常腺管开口，腺管开口处见正在分泌的黏液，凝固（图 4-6B）。复方碘染色见病变区域复方碘不染色（图 4-6C）。

【阴道镜诊断】　子宫颈炎。

【活组织病理学检查】　LSIL，ECC 正常。

【处理】　LEEP 术。

【解释】

1）当阴道镜检查见Ⅲ型转化区，细胞学 HSIL 后，有必要对患者进行切除治疗。因为即使患浸润性癌的风险很低，但患子宫颈管内隐匿性高级别病变的风险很高。

2）该病例患者若治疗对以后生育影响的风险小，因此不建议观察随访。

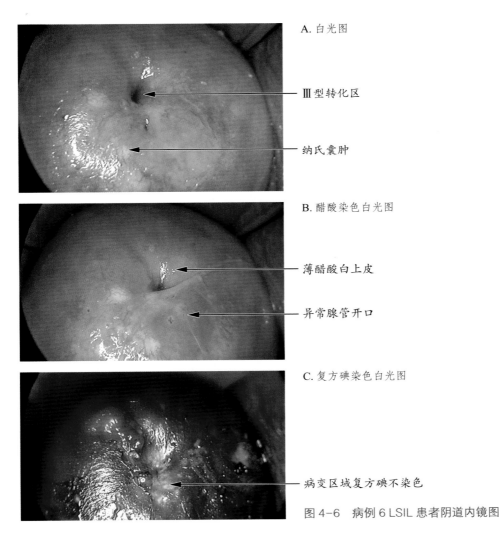

A. 白光图

Ⅲ型转化区

纳氏囊肿

B. 醋酸染色白光图

薄醋酸白上皮

异常腺管开口

C. 复方碘染色白光图

病变区域复方碘不染色

图 4-6　病例 6 LSIL 患者阴道内镜图

　　3）该病例患者因阴道镜下见Ⅲ型转化区，不建议激光治疗或冷冻疗法。

　　4）该病例患者只有 LEEP 术可供选择。

（七）病例 7

【病史概述】　潘某，33 岁，G1P1。TCT：HSIL，HPV-51 阳性，活组织病理学检查：LSIL，要求观察。12 个月后复查 TCT：HSIL。

【阴道镜检查指征】　TCT：HSIL，HPV-51 阳性。

【阴道镜图像解读】　Ⅱ型转化区，子宫颈表面少许白色分泌物，可见异常血管增生（图 4-7A）。醋酸染色后可见云雾状醋酸白上皮，外部边界模糊，内部边界锐利（图 4-7B）。复方碘染色见病变区域复方碘不染色（图 4-7C）。

【阴道镜诊断】　LSIL，局灶 HSIL 可疑。

【活组织病理学检查】　LSIL。

【处理】　LEEP 术。

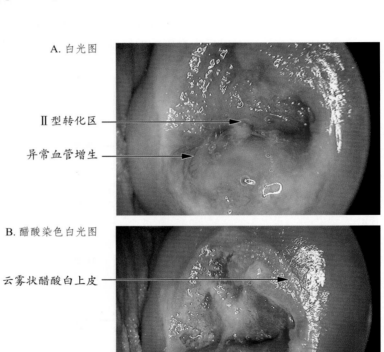

A. 白光图

Ⅱ型转化区

异常血管增生

B. 醋酸染色白光图

云雾状醋酸白上皮

C. 复方碘染色白光图

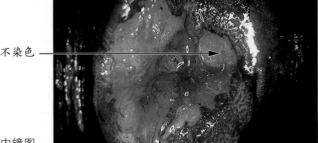

病变区域复方碘不染色

图 4-7　病例 7 LSIL 患者阴道内镜图

【解释】

1）细胞学检测结果提示患者有隐匿性高级别病变。

2）该病例仅随访观察是不够的，而且根据阴道镜结果也倾向行 LEEP 术。

（八）病例 8

【病史概述】 林某，67 岁，G0P0，性伴侣 3 人。HPV-18 阳性，TCT：HSIL，阴道镜检查满意。TCT 重新读片：LSIL。

【阴道镜检查指征】 TCT：HSIL，HPV-18 阳性。

【阴道镜图像解读】 Ⅲ 型转化区，异常增生血管（图 4-8A）。醋酸染色见薄醋酸白上皮，边界模糊，异常腺管开口，腺体分泌凝固（图 4-8B）。复方碘染色见病变区域复方碘不染色，局部呈芥末黄色（图 4-8C）。

【阴道镜诊断】 LSIL，局灶 HSIL 可疑。

【活组织病理学检查】 LSIL，ECC 正常。

【处理】 建议行 LEEP 术，12 个月 TCT 和 HPV 联合筛查可以考虑。

【解释】

1）TCT：HSIL，阴道镜诊断局灶 HSIL 可疑，活组织病理学诊断为 LSIL，具有两项 HSIL 高危，可以考虑 LEEP 术。

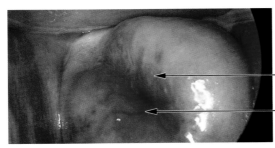

A. 白光图

—— Ⅲ型转化区

—— 异常增生血管

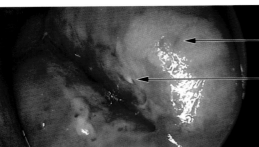

B. 醋酸染色白光图

—— 薄醋酸白上皮

—— 异常腺管开口

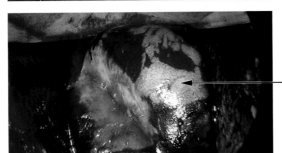

C. 复方碘染色白光图

—— 病变区域复方碘不染色
（局部呈芥末黄色）

图 4-8　病例 8 LSIL 患者阴道内镜图

2）若细胞学 HSIL，阴道镜检查结果是低级别病变或者正常，那么应重新读片，再根据新结果按 ASCCP 指南进行处理。

（九）病例 9

【病史概述】 雷某，28 岁，G2P0，妊娠 19 周。TCT：LSIL，阴道镜检查 I 型转化区，病变可见。吸烟每天 15 支，性伴侣 3 人，过去 3 年丈夫是固定性伴侣。

【阴道镜检查指征】 TCT：LSIL。

【阴道镜图像解读】 I 型转化区，可见异常增生血管（图 4-9A）。醋酸染色可见薄醋酸白上皮，异常腺管开口（图 4-9B）。复方碘染色见病变区域复方碘不染色（图 4-9C）。

【阴道镜诊断】 LSIL。

【活组织病理学检查】 LSIL。

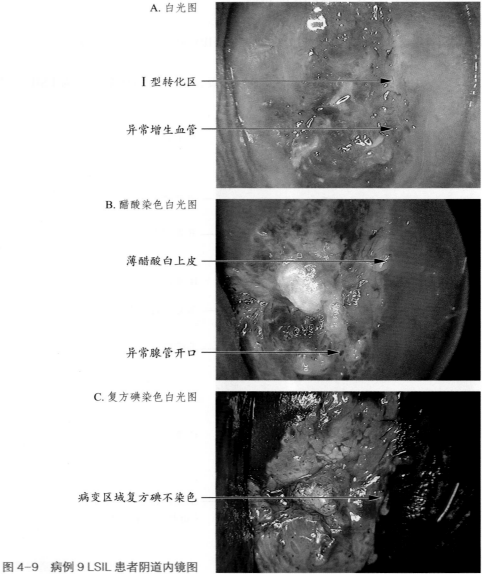

A. 白光图

I 型转化区

异常增生血管

B. 醋酸染色白光图

薄醋酸白上皮

异常腺管开口

C. 复方碘染色白光图

病变区域复方碘不染色

图 4-9　病例 9 LSIL 患者阴道内镜图

【处理】 产后行 TCT 和阴道镜检查。

【解释】

1）妊娠期患者只有发现癌症时，才需要进行治疗。

2）妊娠期从组织学 LSIL 进展到癌的可能性几乎为零，且漏诊癌的风险也非常小。

3）在妊娠期通过 TCT 检查或连续的 TCT 和阴道镜检查来进行观察会增加成本、增加患者不舒适感和不便。

4）在没有癌的情况下，不在妊娠期进行治疗，因为其可能导致流产和母体出血，且对母胎都无益处。

经阴道镜下活检证实为 LSIL 患者的处理流程见图 4-10。

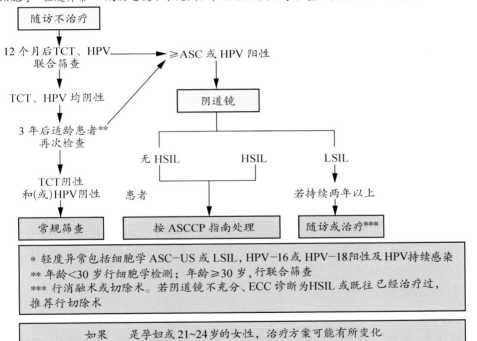

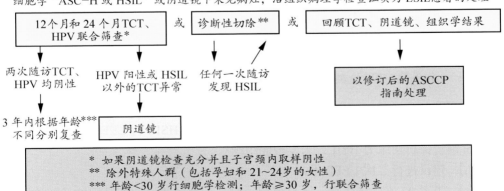

图 4-10 LSIL 患者的处理流程图

二、子宫颈高级别鳞状上皮内病变（HSIL）病例列举与阴道内镜判读

（一）病例 1

【病史概述】 魏某，37 岁，G3P1，性伴侣 5 人，4 年前戒烟，有输卵管结扎史。TCT：ASC-H，HPV 阳性。

【阴道镜检查指征】 TCT：ASC-H，HPV 阳性。

【阴道镜图像解读】 Ⅱ型转化区，表面见异常增生血管（图 4-11A）。醋酸染色见粗大的镶嵌血管和点状血管混合存在，薄醋酸白上皮（图 4-11B）。多光谱图像见子宫颈表面镶嵌血管纹理清晰（图 4-11C）。复方碘染色见病变区域复方碘不染色（图 4-11D）。

【阴道镜诊断】 HSIL。

【活组织病理学检查】 HSIL。

【处理】 LEEP 术。

【解释】

1）除特殊人群（孕妇和年轻妇女），HSIL 患者均需要治疗。

2）随访观察可能导致病变进展至癌。

3）组织学 HSIL 的自然史：32% 消退；56% 持续组织学 HSIL；12% 进展。

【术后随访】

1）在 6 个月和 12 个月时做 TCT 和 HPV 检测。

2）任何一项结果异常时均需做阴道镜检查。

3）如随后两次 TCT 检测都是阴性，以后每年做 TCT 检查。

（二）病例 2

【病史概述】 廖某，45 岁，G6P5。组织学 HSIL，治疗后随访中，第一次 TCT 结果为阴性，但第二次为 ASC-US。

【处理】 阴道镜检查。

（三）病例 3

【病史概述】 朱某，27 岁，G2P0。因组织学 HSIL 行 LEEP 术，后 HPV 检测随访。在术后 12 个月后检测到高危 HPV 感染。

【处理】 应行阴道镜检查。

【讨论】 阴道镜检查中发现子宫颈前唇有厚醋酸白上皮，活组织病理学检查：活检点和 ECC 结果都为慢性子宫颈炎，后续如何处理？

·处理· 每年做 HPV 检测和细胞学检测。

（四）病例 4

【病史概述】 张某，患者，27 岁，G0P0。因组织学 HSIL 行 LEEP 术，活组织病理学检查：子宫颈管锥切切缘为 HSIL，未发现癌组织。

【处理】 建议进行二次 LEEP 术。

【解释】 患者 27 岁，未生育，需要保留子宫，子宫颈管锥切切缘阳性，随访不易发现残留 / 复发病灶。

A. 白光图

Ⅱ型转化区 ——

异常增生血管 ——

B. 醋酸染色白光图

薄醋酸白上皮 ——

粗大的镶嵌血管和
点状血管混合存在 ——

C. 多光谱图

镶嵌血管 ——

D. 复方碘染色白光图

病变区域复方碘不染色 ——

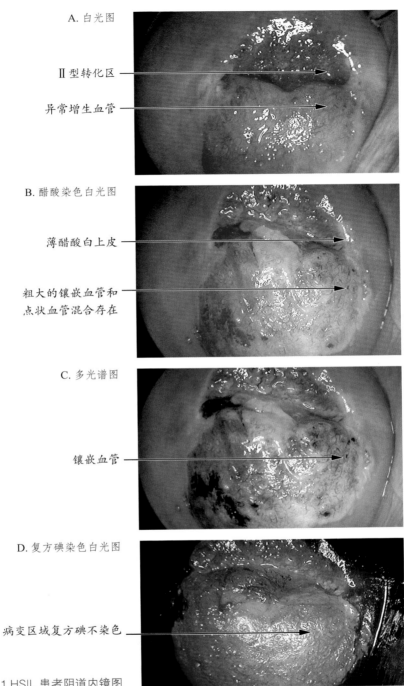

图 4-11 病例 1 HSIL 患者阴道内镜图

（五）病例 5

【病史概述】 王某，20 岁，G2P0。体检 TCT：HSIL，HPV-16 阳性，HPV-DNA 1 507 pg/mL。

【阴道镜检查指征】 TCT：HSIL，HPV-16 阳性，HPV-DNA 1 507 pg/mL。

【阴道镜图像解读】 Ⅰ型转化区，子宫颈表面少许炎性分泌物（图 4-12A）。醋酸染色，见厚醋酸白上皮，点状血管，内部边界清晰，异常腺管开口（图 4-12B）。复方碘染色，见病变区域不染色（图 4-12C）。

【阴道镜诊断】 HSIL。

【活组织病理学检查】 HSIL（CIN Ⅱ）。

【处理】 随访观察，每 6 个月行 TCT 和阴道镜检查。1 年后阴道镜下活组织病理学检查仍为 HSIL，行 LEEP 术。

【解释】 年轻女性患 CIN Ⅱ 的处理流程应为以下两步。

1）连续随访观察 1 年（每 6 个月行 TCT 和阴道镜检查）。

2）组织学 HSIL 持续 1 年应治疗（冷冻疗法或 LEEP 术）。

【处理】 经阴道镜下活组织病理学检查证实为 HSIL 患者的处理见图 4-13。

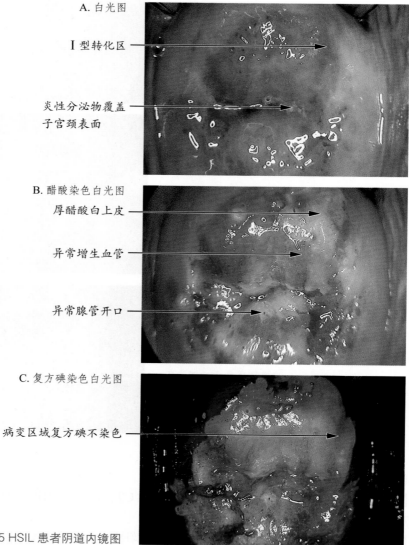

A. 白光图

Ⅰ型转化区

炎性分泌物覆盖子宫颈表面

B. 醋酸染色白光图

厚醋酸白上皮

异常增生血管

异常腺管开口

C. 复方碘染色白光图

病变区域复方碘不染色

图 4-12 病例 5 HSIL 患者阴道内镜图

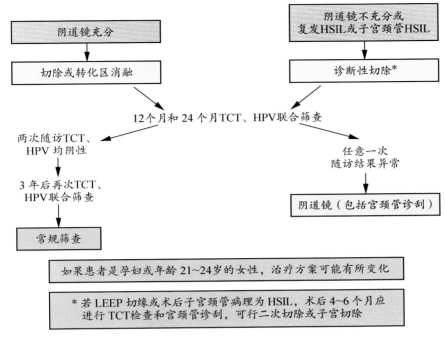

图 4-13 活组织病理学检查证实为 HSIL 患者处理流程图

三、子宫颈原位腺癌病例列举与阴道内镜判读

（一）病例 1

【病史概述】 张某，53 岁，绝经 2 年，G1P0。TCT：HSIL，HPV-16 阳性，HPV-DNA 310.07 pg/mL。

【阴道镜检查指征】 TCT：HSIL，HPV-16 阳性，HPV-DNA 310.07 pg/mL。

【阴道镜图像解读】 Ⅲ型转化区（图 4-14A）。醋酸染色未见特殊病灶（图 4-14B）。复方碘染色病变区域碘浅着色（图 4-14C）。

【阴道镜诊断】 子宫颈炎。

【活组织病理学检查】 原位腺癌。

【处理】 LEEP 术。

【解释】

1）原位腺癌与浸润性肿瘤有关，尤其在老年女性中。

2）肿瘤风险高，应积极处理，严禁只随访观察。

3）要想排除浸润性肿瘤，LEEP 术是必要的。

【讨论】 该患者 LEEP 活组织病理学检查提示多病灶性，锥切切缘阴性，应如何处理？

·处理· 子宫切除。

·解释·

1）子宫颈原位腺癌病灶可以是非连续性的。

2）锥切切缘阴性时存在腺癌持续的风险较低，约 23%。

3）没有生育要求时子宫切除是必要的，随访观察是禁忌。

A. 白光图

Ⅲ型转化区 ——→

B. 醋酸染色白光图

醋酸染色未见特殊病灶 ————————→

C. 复方碘染色白光图

病变区域碘浅着色 ————→

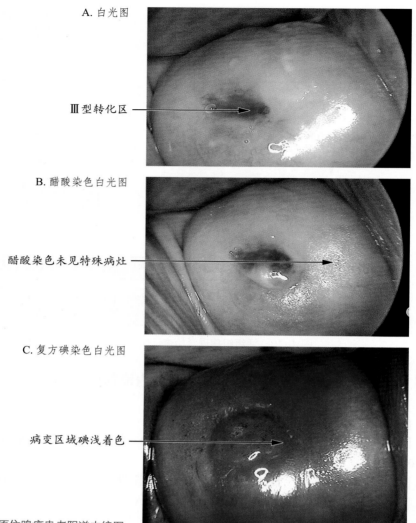

图 4-14　病例 1 原位腺癌患者阴道内镜图

4）阴道镜图像没有特征性改变，需要活组织病理学检查确诊。

（二）病例 2

【病史概述】　邱某，28岁，已婚，G1P1，性伴侣4人。TCT：ASC-H，HPV-16 阳性，HPV-DNA 624 pg/mL。

【阴道镜检查指征】　TCT：ASC-H，HPV-16 阳性，HPV-DNA 624 pg/mL。

【阴道镜图像解读】　Ⅲ型转化区，子宫颈表面少量淡黄色分泌物，见纳氏囊肿（图 4-15A）。涂醋酸后见柱状上皮较厚的醋酸白上皮（图 4-15B）。复方碘染色见病变区域复方碘不染色（图 4-15C）。

【阴道镜诊断】　原位腺癌可疑。

【活组织病理学检查】　原位腺癌。

【处理】　LEEP 术。

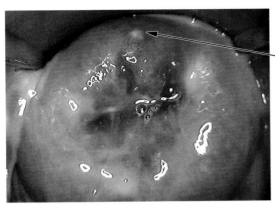

A. 白光图

—— 纳氏囊肿

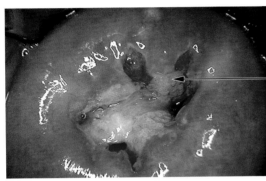

B. 醋酸染色白光图

—— 醋酸白上皮

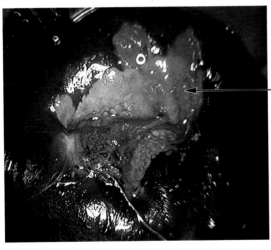

C. 复方碘染色白光图

—— 病变区域复方碘不染色

图 4-15 病例 2 原位腺癌患者阴道内镜图

【解释】

1）诊断性锥切是必要的。

2）HPV 感染可导致原位腺癌，但阴性的检测结果无法保证没有原位腺癌。

3）既然可能存在腺癌，应积极处理而不应随访观察。

4）然而，如果没有确诊已患浸润癌，希望保留生育功能的妇女没有必要进行子宫切除。

5）有生育要求的女性，如果锥切切缘阴性，可保留子宫。

6）若锥切切缘阳性，则原位腺癌残余率可达 90%，此时对患者进行再次锥切是必要的。

【讨论 1】 如果对该患者用 20 mm×8 mm 的环形电极做一个诊断性锥切。活组织病理学检查：原位腺癌，锥切切缘阳性，未见浸润性病灶。那么应如何处理？

·处理· 再次锥切。

·解释·

1）当希望保留生育功能的女性已行 LEEP 术时，为了避免子宫切除，锥切切缘阴性是必要的。

2）该患者这需要一个足够深度的冷刀锥切或者相对大的 LEEP 术。

3）如果锥切切缘阳性，该患者残留发展为原位腺癌的风险高达 90%，因此需要再次锥切。

4）该患者可以接受 6 个月随访，但必须进行阴道镜、细胞学和 HPV 检测联合随访。

5）该患者随访的三项结果任何一项阳性，则推荐再次 LEEP 术。

6）该患者锥切切缘阳性意味着肿瘤细胞仍然存在于腺管内，可以考虑选择子宫切除。

【讨论 2】 该患者行冷刀锥切术，结果仍然提示原位腺癌，但这次锥切切缘阴性，应如何处理？

·处理· 建议 6 个月和 12 个月复查 TCT 和 HPV。

·解释·

1）在锥切切缘阴性患者中，大于 20% 的患者仍然残留腺癌，术后半年应进行随访。

2）该患者有生育要求，可以考虑保留子宫。

3）原位腺癌是 HPV 感染相关的疾病，与其他部位的腺癌无关。

（三）病例 3

【病史概述】 王某，70 岁，女性。细胞学原位腺癌，HPV-18 阳性。

【阴道镜检查指征】 细胞学原位腺癌，HPV-18 阳性。

【阴道镜图像解读】 Ⅲ型转化区（图 4-16A）。涂醋酸后见薄醋酸白上皮，出血点（图 4-16B）。复方碘染色显示病变区域复方碘不染色（图 4-16C）。

【阴道镜诊断】 子宫颈炎。

【活组织病理学检查】 原位腺癌。

【处理】 阴道镜、ECC、子宫内膜取样。若 70 岁患者细胞学原位腺癌，ECC 和子宫内膜活检（endometrial biopsy，EMB）均为阴性，则下一步处理为锥切。

【解释】

1）最可能发生病变的区域还是子宫颈和子宫内膜，所以，锥切病理和宫腔镜检查可以明确诊断。

2）HPV 检测结果不影响处理原则。

3）如果锥切或子宫切除病理为阴性，那么有必要进行超声检查。

4）诊断明确前，进行子宫切除是不恰当的。

5）胃肠道或乳腺检查在某些意义上是必要的。

【讨论】 若 70 岁患者细胞学原位腺癌，锥切和子宫切除病理均为阴性，下一步如何处理？

·处理· 超声检查。

A. 白光图

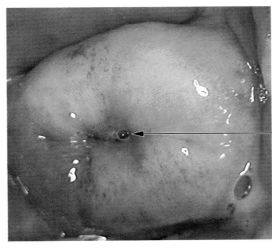

Ⅲ型转化区

B. 醋酸染色白光图

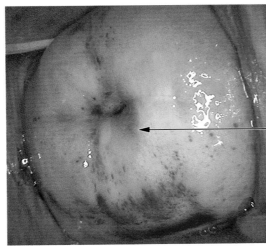

薄醋酸白上皮

C. 复方碘染色白光图

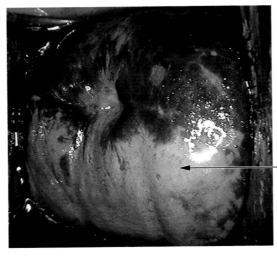

病变区域复方碘不染色

图 4-16　病例 3 原位腺癌患者阴道内镜图

·解释·

1）超声检查可排除子宫、输卵管异常。

2）其他的肿瘤与腺癌的细胞学发现有关，需要进一步检查。

3）该患者在诊断没有明确时行子宫切除是不适当的。

4）此时行胃肠钡餐检查（GI）或乳腺检查是必要的。

5）曾有患者超声检查发现附件包块，剖腹探查结果是卵巢癌Ⅲ期。

6）该患者细胞学原位腺癌，这与卵巢、输卵管、胃肠道、乳腺或其他腺癌有关。如果子宫和子宫颈检查结果阴性，那么进行下生殖道和其他区域的全面检查是必要的。

（四）病例 4

【病史概述】 陈某，31 岁，G2P1，妊娠 18 周。细胞学 AGC，倾向于瘤变。

【处理】 阴道镜检查。

【解释】

1）EMB、ECC 在妊娠期均为禁忌。

2）妊娠期不建议进行活组织病理学检查，除非怀疑浸润癌。

3）细胞学怀疑腺细胞肿瘤时，妊娠期活组织病理学检查是必要的。

4）妊娠期浸润性病变容易漏诊，所以活组织病理学检查很重要。

5）妊娠期阴道镜检查需要由有经验的阴道镜医生完成。

6）活组织病理学检查结果为原位腺癌时考虑行锥切术。

【讨论】 若该患者活组织病理学检查结果为原位腺癌、CIN Ⅲ，可选择的处理包括哪些？

·处理· 12 周内阴道镜检查、产后阴道镜检查和活组织病理学检查。

·解释·

1）ASCCP 指南允许产后随访或 12 周内重复阴道镜检查。

2）不建议重复活组织病理学检查，除非高度怀疑为浸润性病变。

3）浸润性病变之前的病变均可以推迟至产后处理。

【处理】 经阴道镜下活组织病理学检查证实为原位腺癌患者的处理见图 4-17。

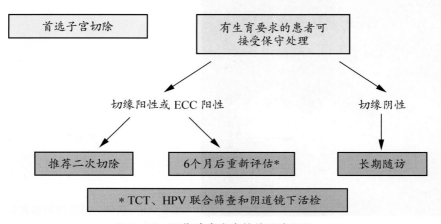

图 4-17 原位腺癌患者的处理流程图

四、子宫颈高级别鳞状上皮内病变（HSIL）患者宫颈环形电切（LEEP）术后随访病例列举与阴道内镜判读

（一）病例1

【病史概述】　戴某，40岁，G4P2，初次性生活年龄23岁，性伴侣4人，有吸烟史，偶有少量饮酒，无其他疾病史。因组织学HSIL行LEEP术，病变锥切切缘阴性。已行输卵管结扎术。

【处理】　6～12个月复查HPV；6个月和12个月联合复查TCT和阴道镜检查。

【解释】

1）每年1次TCT复查，因该患者病变持续或复发的风险大。

2）HPV阴性提示治疗成功。

【补充说明】　关于LEEP术后合理的随访：大多数病例复发时间为术后24个月。Soutter WP等在2010年发表的一项对2 240例CIN妇女的随访研究发现，75%患者的复发时间为术后24个月；复发病例在治疗后的20年均可见到；HSIL LEEP术后随访20年，浸润癌的发生率为56/100 000。因此，CIN患者术后随访很重要。

【讨论】　患者随访：术后12个月，高危HPV检测结果为阳性。应如何处理？

·处理·　阴道镜检查。

·解释·

1）因为组织学HSIL病变可能持续或进展为癌，所以需要阴道镜检查。

2）该患者仅TCT和（或）HPV检测随访观察是不够的。

以下列举一例因不规范治疗和术后未规律随访导致术后发生阴道残端复发子宫颈癌的病例。

·补充病例·　范某，48岁。高危HPV-16阳性，因子宫颈原位癌在某院行全子宫切除术，术后病理不详。术后未行常规随访，术后4年复查发现HPV阳性，当地医生未做阴道镜检查，术后5年来就诊，发现阴道癌，病灶位于阴道残端，阴道壁见散在病灶，达阴道中部，该患者阴道镜图像如图4-18所示。

·提示·　术后正规随访很重要，及时阴道镜检查可发现复发或残留病灶，及时治疗可以防止子宫颈癌发生。

（二）病例2

【病史概述】　吴某，35岁，G1P1，初次性生活年龄20岁，性伴侣1人，无吸烟、饮酒史，无其他疾病史。LEEP术后12个月后高危HPV阴性。

【处理】　1年内复查TCT或1年内复查TCT和HPV。

【解释】

1）HPV检测的灵敏度很高，所以该患者可每年进行筛查。

2）该患者的筛查需要持续20年。

3）因为HPV检测没有特别分型，所以阳性结果可反映新的感染，而不是持续或复发的组织学病变。

A. 白光图

纳氏囊肿 →

B. 醋酸染色白光图（1）

醋酸白上皮 →

C. 醋酸染色白光图（2）

致密醋酸白上皮 →

D. 复方碘染色白光图

病变区域复方碘不染色 →

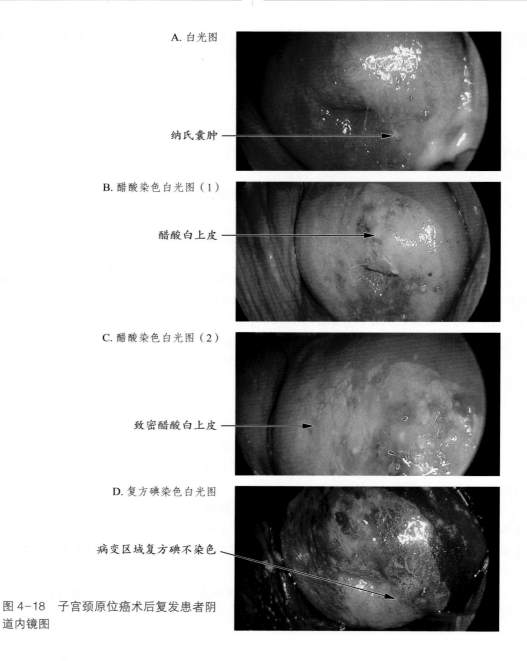

图 4-18 子宫颈原位癌术后复发患者阴道内镜图

（三）病例 3

【病史概述】 患者，万某，42 岁，G2P1，初次性生活年龄 21 岁，性伴侣 3 人，无吸烟、饮酒史，无其他疾病史。未做 HPV 检测，6 个月 TCT：阴性，12 个月 TCT：LSIL。

【处理】 LEEP 术。

【解释】

1）阴道镜可发现持续、复发的组织学 HSIL，甚至癌。

2）该病例建议行 LEEP 术，不宜随访观察。

（四）病例 4

【病史概述】 汤某某，48 岁，G4P1，初次性生活年龄 20 岁，性伴侣 1 人，无吸烟、饮酒史，无其他疾病史。TCT：HSIL。行 LEEP 术，术后活组织病理学检查：HSIL，子宫颈管锥切切缘阳性。阴道内镜图像见图 4-19～图 4-21。

【处理】 首选 4～6 个月查 TCT 和子宫颈管取样，也可行二次锥切术。若不能进行重复锥切可以考虑子宫切除术。

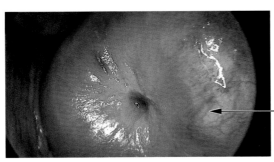

A. 白光图

异常增生血管

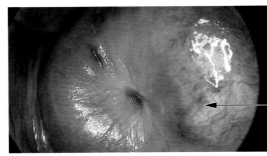

B. 多光谱图

异常增生血管

图 4-19 病例 4 HSIL 患者 LEEP 术后子宫颈阴道内镜图

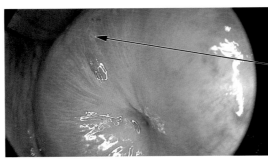

A. 醋酸染色白光图

不规则的致密醋酸白上皮、腺管开口

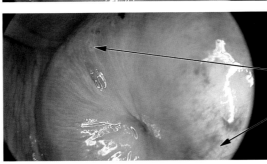

B. 醋酸染色多光谱图

不规则的致密醋酸白上皮、腺管开口

异常增生血管

图 4-20 病例 4 HSIL 患者 LEEP 术后子宫颈阴道内镜醋酸染色图

A. 复方碘染色白光图

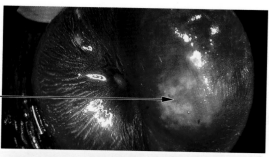

病变区域复方碘不染色 ⟶

B. 复方碘染色多光谱图

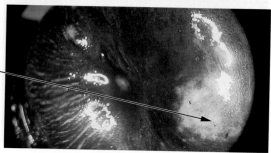

病变区域复方碘不染色 ⟶

图 4-21　病例 4 HSIL 患者 LEEP 术后子宫颈阴道内镜复方碘染色图

【解释】

1）该患者更推荐 4~6 个月查 TCT 和子宫颈管取样。阴道镜下活检后发现持续病变，可考虑行二次锥切术或子宫切除术。

2）12 个月内行 HPV 检测看似合理，但 2012 年 ASCCP 指南参会者相信，此建议的数据并不充分，因为切缘持续病变的风险更高。

3）该患者可行二次 LEEP 术，也可进行重复诊断性切除术可接受，多数有免疫力的女性不会有残余病变。组织学持续或复发 HSIL 的患者，可行重复诊断性锥切术或子宫切除术。

4）若重复锥切术不可行，则可以考虑行子宫切除术。

5）该患者阴道镜图像未见明显病变改变，但因其子宫颈管锥切切缘阳性，需要进行活组织病理学检查和子宫颈管取样。

（五）病例 5

【病史概述】　顾某，27 岁，G1P0，初次性生活年龄 17 岁，性伴侣 4 人，无吸烟史，无其他疾病史，有生育要求。活组织病理学检查：原位腺癌。

【处理】　子宫颈 LEEP 术。

【解释】

1）有生育要求的子宫颈原位腺癌患者可首选子宫颈 LEEP 术。

2）如果 LEEP 术结果显示锥切切缘阳性或子宫颈管锥切切缘存在 CIN 或原位腺癌病灶，可以考虑二次 LEEP 术。

3）该患者术后 6 个月后应进行 TCT、HPV-DNA、阴道镜检查和子宫颈管取样。

4）建议对没有行子宫切除的女性长期随访。

5）子宫切除术仍是没有生育要求的原位腺癌患者可选择的治疗方法。

（六）病例 6

【病史概述】　易某，24 岁。HSIL，HPV-16 阳性，LEEP 术后半年，阴道穹广泛病灶（图 4-22）。

【活组织病理学检查】　阴道上皮内瘤变Ⅲ级。

【处理】　激光治疗或中药治疗。

【解释】　该患者选择中药派特灵局部治疗，1 个疗程后病灶消退，治疗后 1 个月检查，HPV 阴性，HPV-DNA 的测量值为 4.3 pg/mL，TCT 阴性。活组织病理学诊断：阴道黏膜慢性炎症。定期随访，1 年后再次使用派特灵治疗 1 个疗程，HPV 转为正常。

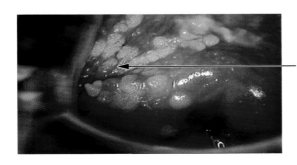

———— 阴道穹广泛的致密醋酸白上皮

图 4-22　HSIL 患者 LEEP 术后子宫颈阴道穹广泛病灶图

活组织病理学检查确诊子宫颈癌前病变 CIN Ⅱ、CIN Ⅲ患者的术后随访原则见图 4-23。

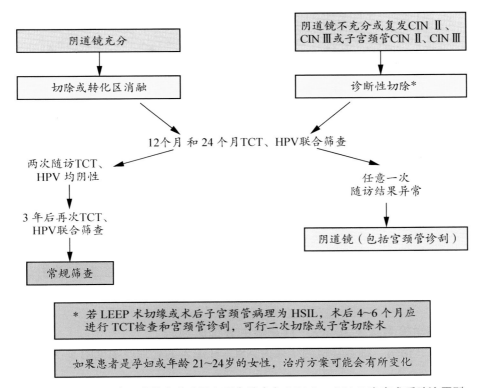

图 4-23　活组织病理学检查确诊子宫颈癌前病变 CIN Ⅱ、CIN Ⅲ患者术后随访原则

第五章 子宫颈细胞学异常的处理原则与特殊病例列举

 一、细胞学检测结果为无明确诊断意义的不典型鳞状细胞（ASC-US）患者的处理原则

（一）细胞学检测结果为 ASC-US 患者的处理原则

参照 ASCCP 指南，细胞学检测结果为 ASC-US 患者的处理原则见图 5-1。

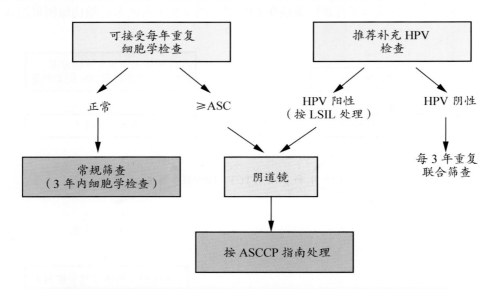

图 5-1 细胞学检测结果为 ASC-US 患者的处理原则

（二）细胞学检测结果为 ASC-H 患者的处理原则

参照 ASCCP 指南，细胞学检测结果为 ASC-H 患者的处理原则见图 5-2。

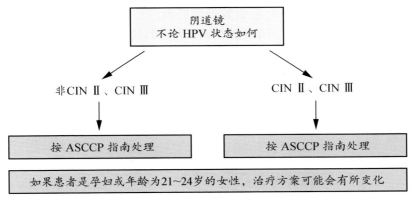

图 5-2　细胞学检测结果为 ASC-H 患者的处理原则

二、细胞学检测结果为低级别鳞状上皮内病变（LSIL）患者的处理原则

参照 ASCCP 指南，细胞学检测结果为 LSIL 患者的处理原则见图 5-3。

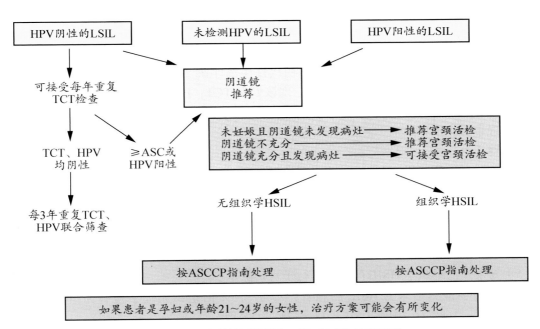

图 5-3　细胞学检测结果为 LSIL 患者的处理原则

三、细胞学检测结果为高级别鳞状上皮内病变（HSIL）患者的处理原则与特殊病例列举

（一）HSIL 细胞的特征

细胞核明显增大，大于正常细胞核的 3 倍，核质比明显增加；细胞质面积减少，细胞稍小，细胞核轮廓不规则；核深染，细胞质可见细 / 粗的颗粒样物；核仁消失。

（二）细胞学检测结果为 HSIL 患者的处理原则

参照 ASCCP 指南，细胞学检测结果为 HSIL 患者的处理原则见图 5-4。

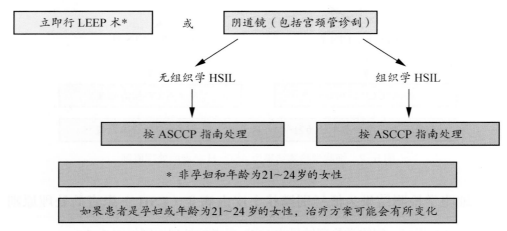

图 5-4　细胞学检测结果为 HSIL 患者的处理原则

（三）细胞学检测结果为 HSIL 的特殊病例列举

1.病例 1

【病史概述】　冯某，46 岁，G3P1，初次性生活年龄 20 岁，性伴侣 1 人，无吸烟史，绝经 1 年，中度潮热。前两次检查失约。现该妇女 TCT：HSIL。阴道镜不满意：鳞-柱上皮交接部可见粗大镶嵌血管，无典型血管，厚醋酸白上皮，边界清楚。

【处理】　LEEP 术。

【解释】

1）细胞学检测结果为 HSIL 的患者首次处理可为 LEEP 术或阴道镜检查。

2）对于随访不便或者无生育要求的患者，LEEP 术是最有效的方法。患者如确诊为组织学 HSIL 应行治疗性切除，患者如未确诊为组织学 HSIL 应行诊断性切除。

3）细胞学检测结果为 HSIL 的患者中组织学 HSIL 者占 60% 以上。

4）反复细胞学检测灵敏度不足。

5）复发性的组织学 HSIL 的患者可行子宫切除术。

6）细胞学检测结果为 HSIL 的患者：70%～75% 活组织病理学检查为组织学 HSIL；7% 为无病变。16% 为组织学 LSIL；1%～2% 为浸润癌。

7）年轻妇女应行阴道镜检查。

2.病例 2

【病史概述】　朱某，23 岁，G0P0，无吸烟史，初次性生活年龄 16 岁，性伴侣 1 人。TCT：HSIL。近期打算结婚。

【处理】　阴道镜检查。

【解释】

1）有生育要求的患者应谨慎选择治疗方案，细胞学检测结果为 ASC-H 或 HSIL，年龄为 21～24 岁患者的处理原则如图 5-5 所示。

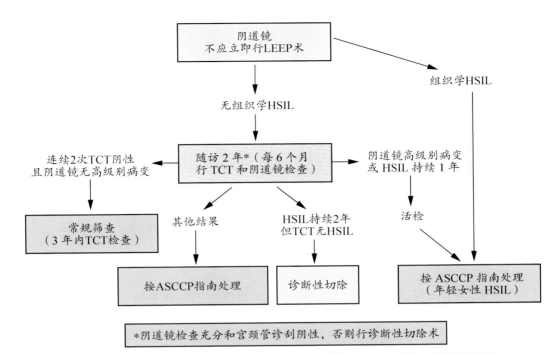

图 5-5　细胞学检测结果为 ASC-H 或 HSIL，年龄为 21～24 岁患者的处理原则

2）LEEP 术是最有效的治疗方案，但其可增加早产和妊娠期其他病症的风险，因此不是最合适的方案。

3）对细胞学检测结果为 HSIL 的患者行 TCT 的敏感度不足。

4）此时，对该病例行子宫切除术属于过度医疗。

【讨论 1】　阴道镜检查显示：子宫颈前后唇有厚醋酸白上皮且边界不规则。活组织病理学检查：慢性子宫颈炎伴不成熟鳞状上皮化生，ECC 阴性。后续应如何处理？

·处理·　12 个月和 24 个月行 TCT 和 HPV 联合筛查。

·解释·

1）细胞学检测结果为 HSIL 但活组织病理学检查为阴性患者中有隐匿性组织学 HSIL 的概率高达 20%～30%，但大多数无病变或者组织学 LSIL。对于细胞学检测结果为 ASC-H 或 HSIL，阴道镜未见病灶或活组织病理学检查证实 LSIL 的患者，其处理原则如图 5-6 所示。

2）大多数细胞学检测结果为 HSIL 患者都会有高危 HPV 感染，因此不能用 HPV 检测作为 LEEP 术的指征。

3）连续 TCT 检查对组织学 HSIL 的敏感性并不高，应以 HPV 检测作为 TCT 的辅助措施。

4）LEEP 术是去除病变最有效的方法，但有生育要求的年轻女性可以先进行阴道镜检查以进一步明确诊断。

细胞学检测结果为 ASC-H 或 HSIL，年龄为 21～24 岁患者的处理原则见图 5-5，细胞学检测结果为 ASC-H 或 HSIL，阴道镜未见病灶或活组织病理学检查证实 LSIL 患者的处理原则见图 5-6。

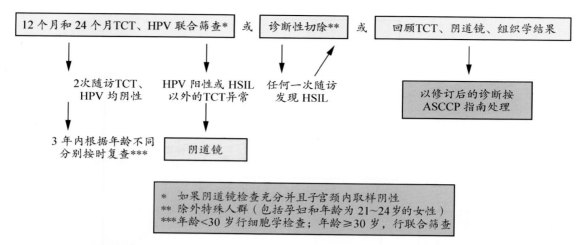

图 5-6　细胞学检测结果为 ASC-H 或 HSIL，阴道镜未见病灶或活组织病理学检查证实 LSIL 患者的处理原则

【讨论 2】　患者选择随访观察，12 个月和 24 个月连续 2 次 TCT 和 HPV 检测都是阴性。后续应如何处理？

·处理·　3 年后再次检查 TCT。

·解释·

1）连续 2 次阴性后可每 3 年常规筛查 1 次。

2）增加阴道镜检查或缩短随访周期可增加成本，但并不会提高检测灵敏度，所以不提倡。

3）此时患者不需要行 LEEP 术，因为隐匿性组织学 HSIL 的风险很低。

3. 病例 3

【病史概述】　宋某，24 岁，G0P0，初次性生活年龄 18 岁，性伴侣 3 人，无吸烟史，偶有饮酒。TCT：HSIL，首次阴道镜检查为 Ⅰ 型转化区，活组织病理学检查：子宫颈炎。6 个月后复查，TCT 仍为 HSIL，阴道镜检查及 ECC 均为阴性。

【处理】　LEEP 术。

【解释】

1）只有诊断性切除才可以全面评估子宫颈隐匿性组织学 HSIL 或者癌。

2）HPV 检测阴性并不可靠。

3）随访观察可增加隐匿性疾病漏诊率，可影响患者生育功能。

4. 病例 4

【病史概述】　吴某，28 岁，G1P0，无吸烟史，初次性生活年龄 23 岁，性伴侣 2 人，19 岁因组织学 LSIL 行冷冻疗法。最近 TCT：HSIL。阴道镜图片为 Ⅲ 型转化区，活组织病理学检查阴性，ECC 阴性。

【处理】　LEEP 术。

【解释】　当 TCT：HSIL、阴道镜为 Ⅲ 型转化区时，不管活组织病理学检查结果如何，患者都应该做 LEEP 术，因为组织学 HSIL 或癌有可能在子宫颈管内。

四、细胞学检测结果为不典型腺细胞（AGC）患者的处理原则与特殊病例列举

（一）AGC 细胞的特征

AGC 细胞的细胞核可呈现多种形态（大小和形状变化较大），核仁突出。染色质呈细颗粒状，细胞边界非常清楚。偶尔可见细胞质空泡。AGC 的出现概率 <0.5%，可能的诊断为 LSIL、HSIL、原位腺癌、腺癌或炎症。

（二）细胞学检测结果为 AGC 患者的处理原则

参照 ASCCP 指南，细胞学检测结果为 AGC 患者的处理原则见图 5-7。

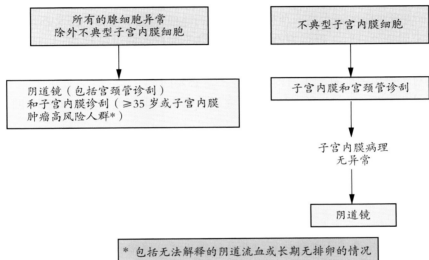

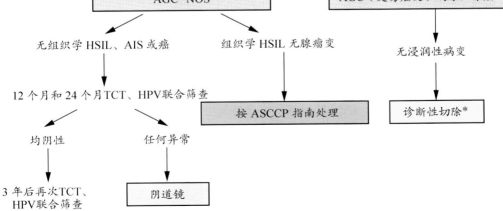

图 5-7 细胞学检测结果为 AGC 患者的处理原则

（三）细胞学检测结果为 AGC 的特殊病例列举

1. 病例 1

【病史概述】 凌某某，33 岁，G4P2，已婚，未进行规范宫颈细胞学筛查。初次性生活年龄 21 岁，性伴侣 2 人，无吸烟史，体重指数（body mass index，BMI）23（正常值为 18.5～23.9），月经周期规律（30 d），之前没有异常的 TCT 监测结果。TCT：AGC-NOS（非典型腺细胞）。

【处理】 根据 HPV 检测结果进一步处理。

【解释】

1）30%～80% AGC 女性会进展至 CIN Ⅱ～CIN Ⅲ，5% 的会进展至癌。

2）该病例恶性风险高，必须尽快进行阴道镜检查。

3）因该病例恶性风险太高，所以不能仅进行连续细胞学检测，但又不足以进行诊断性切除。在决定后续处理时，可行 HPV 检测，但其不能代替阴道镜检查。

4）AGC 细胞与子宫内膜癌有关，但其主要出现在老年女性和有不规则流血病史的肥胖患者。故对于该患者而言，子宫内膜活检不是必要的。

【讨论 1】 该患者的 ECC 阴性，阴道镜下活检未发现病变，如何处理有助于决定以后的随访？

·处理· HPV 检测。

·解释·

1）阴道镜检查结果阴性和高危 HPV 检测结果阴性的患者患 CIN Ⅱ、CIN Ⅲ 和原位腺癌的风险 <1%。

2）重复 TCT 相对而言是无意义的，特别是对于腺细胞疾病。

3）对于阴道镜检查见 Ⅰ 型转化区，并且结果阴性，腺癌和原位腺癌仍有可能存在。

4）分子标记物检测的应用有助于进一步诊断。

【讨论 2】 该患者高危 HPV 检测结果阳性，后续应如何处理？

·处理· 6 个月 TCT 和 HPV 联合筛查。

·解释·

1）阴道镜检查时子宫颈原位腺癌很难看到，漏诊瘤变的风险很高，故不应仅每年进行 TCT 筛查。

2）细胞学检测结果为 AGC-NOS 的患者阴道镜检查结果阴性，在随访时，单独 HPV 和细胞学检测不够敏感。

3）该患者罹患 CIN Ⅱ、CIN Ⅲ 和原位腺癌的风险不足以对其进行诊断性锥切。

【讨论 3】 该患者 6 个月评估时 TCT 和 HPV 检测结果均为阴性，后续应如何处理？

·处理· 每年 1 次 TCT 检测。

·解释·

1）如果两个结果均为阴性，那么该患者罹患子宫颈疾病的风险相当低，可以继续每年的筛查。

2）在这个时候，HPV 检测不能作为单独的筛查检测。

3）TCT 联合 HPV 或者阴道镜筛查可增加敏感性，但也增加了费用。

4）该病例不建议进行诊断性锥切。

补充病例

【病史概述】 张某某，34 岁，G1P1，已婚，初次性生活年龄 20 岁，性伴侣 4 人，无吸烟史，BMI 20.5，月经周期规律（28 d）。阴道镜检测结果阴性，同时已进行 HPV 检测。

【处理】 12 个月 TCT 和 HPV 联合筛查。

【解释】

1）该患者被漏诊的风险中等，需要用 TCT 和 HPV 联合筛查及更加密切的随访。

2）每年 1 次的 TCT 或 HPV 敏感性太低，单独筛查不能作为评价的指标。

3）该病例恶性风险低，不需要进行诊断性锥切。

【讨论】 1 年后 TCT 检测阴性，但是高危 HPV 检测阳性，后续应如何处理？

·处理· 阴道镜检查。

·解释·

1）AGC-NOS 的患者阴道镜检查结果阴性，随访期间阴道镜检查是 AGC-NOS 的适应证。

2）对于高级别病变，TCT 和 HPV 联合筛查不够敏感。

3）该患者罹患未明确疾病的风险太低，不需要用诊断性锥切证实。

2. 病例 2

【病史概述】 赵某某，29 岁，G2P0，未婚，初次性生活年龄 18 岁，性伴侣 2 人，无吸烟史，TCT：AGC-NOS，当地健康部门筛查月经规律，BMI 在正常范围，没有条件检测 HPV，阴道镜和 ECC 阴性。

【处理】 6、12、18、24 个月进行 TCT 检测。

【解释】

1）该患者发生 CIN Ⅱ～CIN Ⅲ 或原位腺癌的风险高，必须重复细胞学检测。

2）该患者恶性风险低，不足以进行宫颈 LEEP 术。

3）重复阴道镜检查不足以提高检测的敏感性，因此不建议该患者重复行阴道镜检查。

3. 病例 3

【病史概述】 周某某，47 岁，G5P2，已婚，初次性生活年龄 24 岁，性伴侣 2 人，BMI 异常女性，不吸烟。TCT：AGC-NOS，月经从不规律，近 6 个月内月经来潮 2 次。

【处理】 阴道镜检查、ECC、子宫内膜活检、HPV 检测。

【解释】

1）该患者有子宫内膜病变及宫颈病变的风险。

2）必须评估所有可能病变的区域。

4. 病例 4

【病史概述】 张某，52 岁，G1P1，已婚，初次性生活年龄 22 岁，性伴侣 1 人，BMI 在正常范围，无吸烟史。TCT：不典型子宫内膜细胞，末次月经在 15 个月前。

【处理】 HPV 检测。

【解释】

1）该患者有发生子宫内膜肿瘤的可能。

2）对该患者进行有关子宫颈疾病的相关检测不是必要的。

3）临床医生应全面评估患者情况。

【讨论】 该患者子宫内膜活检提示增生期子宫内膜，没有瘤变，后续应如何处理?

·处理· 阴道镜检查、ECC。

·解释·

1）一旦病理学已排除子宫内膜瘤变，则没有必要进行进一步的子宫内膜检测，除非有症状提示。

2）如果没有发现子宫内膜瘤变，必须全面评估该患者。

3）该患者罹患子宫颈疾病的风险很低，不需要用诊断性锥切证实。

5. 病例 5

【病史概述】 李某某，62 岁，G3P1，已婚，初次性生活年龄 28 岁，性伴侣 1 人，BMI 23.8，无吸烟史。12 年内无阴道出血史，TCT：持续性子宫内膜细胞，之前 TCT 均为阴性。

【处理】 子宫内膜取样。

【解释】

1）若绝经期女性细胞学检测出现子宫内膜细胞，则其患子宫内膜肿瘤的风险很大。

2）多数有异常情况的女性有子宫内膜病变，所以连续的 TCT 检测、HPV 检测和诊断性宫颈切除是不合理的。

3）绝经前女性若出现子宫内膜细胞，则不需要进一步检查。

6. 病例 6

【病史概述】 吴某某，22 岁，G0P0，初次性生活年龄 16 岁，性伴侣 6 人，BMI 22，月经规律，目前单身，有生育要求，不吸烟。TCT：AGC（支持瘤变），阴道镜检查和 ECC 阴性。

【处理】 诊断性切除。

【解释】

1）AGC 易瘤变的女性罹患 CIN Ⅱ～CIN Ⅲ和原位腺癌风险高。

2）TCT 检测结果显示该病例患原位腺癌的风险也高。

3）对于腺细胞病变，连续的细胞学检测是不敏感的。

4）该病例子宫内膜病变的可能性小。

5）LEEP 术或锥切术对将来保留生育功能有风险，但是可以降低患者将来患子宫颈癌的风险。

【结论】

1）细胞学腺上皮异常与患肿瘤的风险有关。

2）所有形态上的诊断对发现病灶均相对不敏感。

3）在后来的发现中 HPV 的检测可能有帮助，但是不能用作原始的分流检测。

4）某些患者可能需要子宫内膜的评估。

第六章 特殊人群子宫颈异常的处理原则与特殊病例列举

 一、妊娠期女性子宫颈异常的处理原则及特殊病例列举

细胞学检测应在首次产检时进行，绝大多数患者结果正常。若涂片只是简单地缺乏子宫颈管细胞或转化区标本，则不需要立即进行干预，应在产后复查细胞学检测。约 5% 的妊娠期女性有细胞学异常，多数转行阴道镜检查。阴道镜下活检是安全的，但禁行 ECC。

随着妊娠周数增加，技术上的困难使得检查不能充分进行。妊娠时子宫颈充血和激素的变化，使血管水肿、扩张，从而使辨识真正子宫颈病变更具挑战。此外，阴道壁松弛和过多的宫颈黏液会限制视野。但有时，鳞-柱状上皮交接部外移可以更好地实现"令人满意的"阴道镜结果。

（一）妊娠期女性子宫颈细胞学异常的处理原则及特殊病例列举

1. 妊娠期女性细胞学检测结果为 LSIL 的处理原则（图 6-1）

1）细胞学检测结果为 LSIL，后续评估由 HPV 检测进行分流。

A. HPV 阴性者，与非妊娠期一样，每年检查 1 次 TCT。

B. HPV-16/HPV-18 阳性或细胞学检测结果为 LSIL 者，也与非妊娠期一样立即转行阴道镜检查，但也可推迟到产后 6 周，因为低度病变进展为癌是十分罕见的。

C. HPV-16/HPV-18 阳性或细胞学检测结果为 LSIL 者，每 3 个月重复阴道镜检查是没必要的，除非该患者有高级别病变的病理学诊断（CIN Ⅱ 或 CIN Ⅲ）。

2）细胞学检测结果为 HSIL 者，应转行阴道镜检查，并进行可疑病变的活检。如果没有 CIN Ⅱ 或 CIN Ⅲ 的细胞学、组织学或阴道镜证据，或没有发现浸润性癌，可在产后随访并进一步干预。

3）细胞学检测结果为 AGC 者，应谨慎进行阴道镜检查，但进一步的相关文献指南有限。子宫内膜活检和 ECC 都是该患者禁忌，可在产后 6 周进行更积极的处理。如果 AGC 仍存在，应与非妊娠人群一样进行阴道镜、活检、ECC 和子宫内膜取样。

4）鳞状细胞癌或腺癌在常规产前 TCT 中很罕见，浸润性子宫颈癌在妊娠期诊断率是 5/10 万。然而，一旦诊断为癌，则需及时转诊干预。

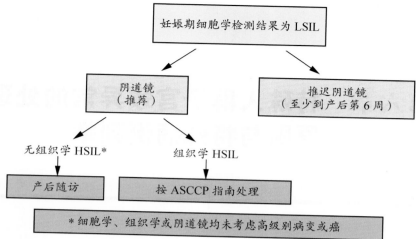

图 6-1　妊娠期女性细胞学检测结果为 LSIL 的处理原则（2012 年 ASCCP 指南）

2. 妊娠期女性细胞学检测结果为 LSIL 的特殊病例列举

（1）病例 1

【病史概述】　张某，20 岁，G1P0，妊娠 24 周，TCT：LSIL。

【处理】　产后 42 d 细胞学检测。

【解释】

1）年轻女性子宫颈癌少见，LSIL 可以 1 年后重复细胞学检测。

2）不管年龄大小，妊娠期细胞学检测结果为 TCT：LSIL 者可以推迟到产后做阴道镜检查。

3）妊娠 28 周没有必要重复细胞学检测或产后阴道镜检查。

（2）病例 2

【病史概述】　李某，29 岁，G1P0，妊娠 19 周，TCT：LSIL。

【处理】　阴道镜检查或产后阴道镜检查。

【解释】　妊娠期或产后做阴道镜检查均可接受，TCT：LSIL 者可以妊娠期做阴道镜检查，但患子宫颈癌的风险比较小。

（3）病例 3

【病史概述】　王某，30 岁，G1P0，妊娠 23 周，TCT：LSIL，阴道内镜检查图片见图 6-2。

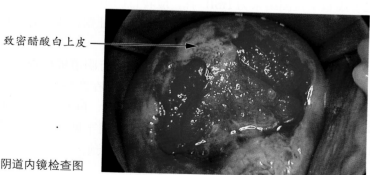

图 6-2　病例 3 LSIL 患者阴道内镜检查图

【处理】　子宫颈活检。

【解释】　妊娠期患者怀疑有高级别病变时应该进行活检，若不进行活检则容易漏诊浸润性病变。重复细胞学检测或产后阴道镜检查容易诊断不足。妊娠期患者禁止行 ECC。

（二）妊娠期女性子宫颈组织学异常的处理原则和特殊病理列举

1. 妊娠期女性子宫颈组织学异常的处理原则

1）妊娠期患者活组织病理学检查证实为 CIN Ⅰ 时，治疗是不必要的，因为大部分患者将自然消退。产后随访阴道镜和复查细胞学检查是最合适的选择。

2）CIN Ⅱ 和 CIN Ⅲ 也可在产后逆转，因此行 LEEP 术是不能接受的。在 CIN Ⅱ 产后随访为微小浸润癌的风险可忽略，CIN Ⅲ 产后随访为微小浸润癌的风险 <10%。因此，有专家认为，妊娠期的重复阴道镜检查可以推迟至产后。产后 6 周进行阴道镜和复查细胞学检测可接受。

3）如果患者发展为浸润癌的风险较高（如合并 HIV），那么每 3 个月（至少间隔 12 周）重复阴道镜检查，并对可疑病变进行活组织病理学检查是最合适的选择。活组织病理学检查证实患癌者应交由肿瘤妇科咨询和管理。

组织学 CIN Ⅱ、CIN Ⅲ 或 CIN Ⅱ 和 CIN Ⅲ 的妊娠期女性，为排除浸润性子宫颈癌，在妊娠早、中期可重复进行阴道镜和细胞学检测，但间隔时间不应小于 12 周。在病变表现明显加重或细胞学检测提示有子宫颈癌存在时推荐进行重复活检。一般情况下推迟到产后 6 周重新进行评估是可以接受的。当怀疑有浸润癌存在时，推荐进行诊断性 LEEP 术。除非证明有浸润癌存在，否则不应接受治疗。再次进行细胞学检测和阴道镜检查不应早于产后 6 周。

2. 妊娠期女性子宫颈组织学异常的特殊病例列举

病例

【病史概述】　唐某某，30 岁，G2P1，初次性生活年龄 26 岁，性伴侣 1 人，现已戒烟。妊娠 9 周产前检查 TCT：HSIL。

【处理】　阴道镜检查。

【解释】

1）妊娠期阴道镜检查主要是为了鉴别是否为隐匿性的癌症。

2）轻微病变一般产后治疗。

3）妊娠期细胞学检测结果为 HSIL 者，确诊为癌的概率 <5%，且阴道镜检出率很高。

4）大多数细胞学检测结果为 HSIL 的患者 HPV 都为阳性。

5）该患者因有患癌症的风险，检查不能推迟到产后。

6）LEEP 术可能会致妊娠期出血或流产，因此不推荐行 LEEP 术。

【讨论】　该患者阴道镜检查显示：蜕膜变化明显；4～5 点位置见厚醋酸白上皮；无血管改变；边界不清。活组织病理学检查为化生组织，妊娠期未做 ECC。后续应如何处理？

·处理·　每 3 个月做 1 次阴道镜检查或产后 6 周做阴道镜检查。

·解释·

1）现在患者不怀疑患癌，但也有很小的患隐匿性癌的可能。

2）产前随访是有必要的，通过阴道镜检查可检测癌症的发生。LEEP 术并不提倡，因为它可导致妊娠期出血或流产。

二、青年女性子宫颈异常处理原则

年龄为 21～24 岁且细胞学检测结果为 ASC-US 或 LSIL 的患者处理原则见图 6-3。

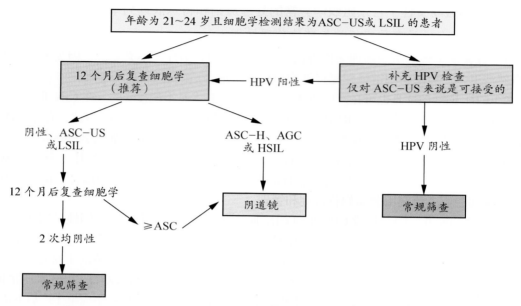

图 6-3　年龄为 21～24 岁且细胞学检测结果为 ASC-US 或 LSIL 的患者处理原则

年龄为 21～24 岁且细胞学检测结果为 ASC-H 和 HSIL 的患者处理原则见图 6-4。

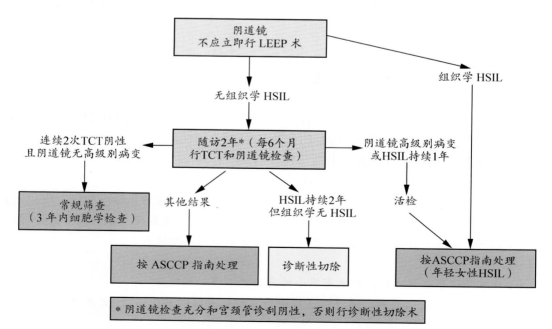

图 6-4　21～24 岁细胞学检测结果为 ASC-H 和 HSIL 的患者处理原则

年龄为 21～24 岁且阴道镜证实组织学 LSIL 的患者处理原则见图 6-5。

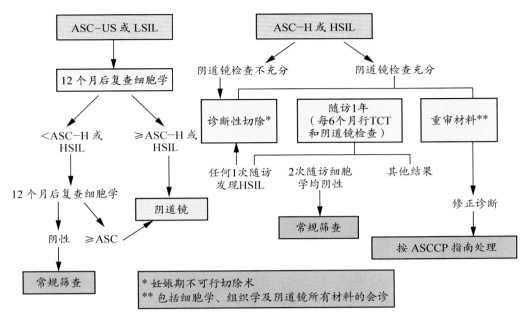

图 6-5 年龄为 21～24 岁且阴道镜证实组织学 LSIL 的患者处理原则

年龄为 21～24 岁且阴道镜证实组织学 HSIL 患者的处理原则见图 6-6。

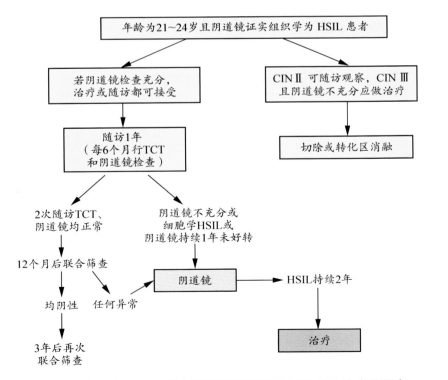

图 6-6 年龄为 21～24 岁且阴道镜证实组织学 HSIL 患者的处理原则

附：2013 年英国国家健康体系（National Health Service，NHS）子宫颈癌筛查指南[①]

（一）根据细胞学异常的程度进行处理

1）ASC-US。

2）ASC-H。

3）LSIL。

4）HSIL。

5）AGC。

（二）对 ASC-US/ASC-H 处理的 3 种选择

1. HPV-DNA 检测

1）HPV 阳性：阴道镜检查。

2）HPV 阴性：回归到常规检查。

2.6 个月重复细胞学检测

1）细胞学阴性：6 个月重复细胞学检测，若 2 次均为阴性则常规随访。

2）细胞学阳性：（≥ASC-US）进行阴道镜检查。

3. 立即阴道镜检查

阴道镜检查若阴性，则每年重复细胞学检测。

（三）HPV 检测和处理

HPV 检测和处理具体见表 6-1。

表 6-1　HPV 检测和处理

初次细胞学检测结果	处　理	HPV 检测和处理	
		阴　性	阳　性
ASC-US	6 个月复查	常规随诊	转诊阴道镜
LSIL	转诊阴道镜	常规随诊	转诊阴道镜

（四）筛查策略中的 HPV 检测

筛查策略中的 HPV 检测具体见图 6-7。

（五）HSIL 的处理

1）转诊阴道镜。

2）重复细胞学或 HPV-DNA 检测证据不充分。

[①] 笔者根据 NHS Cervical Screening Programme (http://www.cancerscreening.nhs.uk/cervical/publications/reviews-leaflets.html［2013-2-25］.) 翻译整理而成。

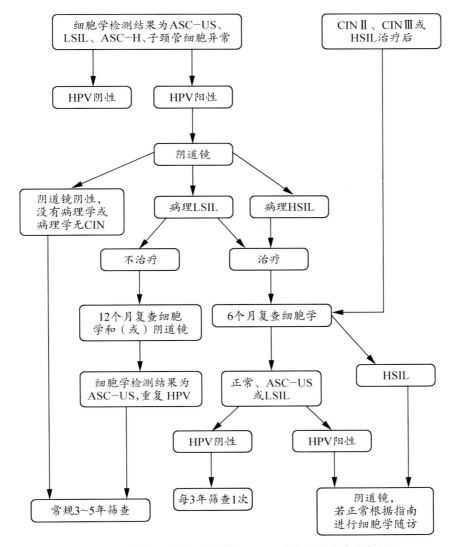

图 6-7　细胞学检测结果为异常及 HSIL 治疗后随访处理流程图

① 若样本不足以检测 HPV，则 6 个月重复细胞学检测。复查结果若细胞学正常或轻度异常，HPV 阴性，则转为常规筛查。若 HPV 阳性，则视为中等或中度细胞学异常。② 按照《英国国家健康体系子宫颈癌筛查指南》随访 12 个月。③ CIN 治疗后的随访中，应该检测 HPV，以判断 HPV 阴性疾病治愈率。④ 50 岁以上女性连续 3 次筛查结果正常可延长筛查时间至 5 年 1 次。65 岁以上女性按照筛查表或按照 ASCCP 指南进行筛查。⑤ 对于细胞学正常或轻度异常的女性，HPV 阳性，阴道镜暴露充分、结果正常，可每 3 年进行 1 次筛查

3）若阴道镜满意且阴道镜和活组织病理学检查都未发现高级别病变，则应：

A. 检查阴道排除阴道病变。

B. 对细胞学和组织学重新读片。

C. 若细胞学重新读片证实为 HSIL，则行 LEEP 术。

4）若阴道镜不满意，则应：

A. 排除子宫颈管病变。

B. 行 LEEP 术。

（六）AGC 的处理

确定细胞来源于子宫颈管还是子宫内膜。

1. 转诊

1）阴道镜和子宫颈管评估。

2）诊断性刮宫。

2. 若为异常子宫内膜细胞

1）行超声检查。

2）行宫腔镜检查。

3）行子宫内膜活检。

（七）组织学 LSIL 患者的处理原则

1）监测。

2）病毒。

3）治疗。

（八）组织学 LSIL 患者的处理需要平衡

1. 原因

偶发逆转和组织学阴性的机会较高或存在隐匿性高级别病变的风险可能。

2. 处理原则

阴道镜检查Ⅰ、Ⅱ型或Ⅲ型转化区。

1）阴道镜检查为Ⅰ、Ⅱ型转化区

A. 随访：重复细胞学检测和（或）阴道镜检查，若为 ASC-US 或 LSIL，则行 HPV 检测。

B. 治疗：首选锥切术或消融术。

2）阴道镜检查为Ⅲ型转化区，则考虑锥切，因为可能会发生高级别病变。

（九）组织学 LSIL 患者不能接受的治疗方法

1）若阴道镜不满意就行局部病灶切除术。

2）足叶草酯（一种抗 HPV 药物）或足叶草酯相关治疗。

3）子宫切除术——除非合并其他问题。

（十）组织学 HSIL 患者（妊娠期女性除外）的必须治疗法

1）消融术。

2）LEEP 术。

（十一）影响治疗的因素

1）年龄。

2）平等。

3）生育要求。

4）前次细胞学和治疗史。

5）依从性。

6）操作者经验。

7）阴道镜所见。

（十二）总结

1）阴道镜评估在处理青年女性 CIN 病变中占主导地位。

2）治疗深度足够是最小化残余病变的必要条件。

3）个体化治疗是非常重要的。

附　录

附录一 国际宫颈病理和阴道镜联盟（IFCPC①）子宫颈的阴道镜检查术语②

附表1　2011年IFCPC子宫颈阴道镜检查术语

一般评估		检查充分/不充分及原因（子宫颈因炎症、出血、瘢痕而变得模糊）
		鳞柱状上皮交接可见程度：完全可见、部分可见、不可见
		转化区类型：Ⅰ、Ⅱ、Ⅲ型
正常阴道镜所见		原始鳞状上皮：成熟、萎缩
		柱状上皮：异位
		化生的鳞状细胞：纳氏囊肿、腺管开口
异常阴道镜所见	一般原则	病变定位：在转化区内或外，用时钟方向表示病变部位
		病变大小：子宫颈病变累积的象限数目，病灶占子宫颈面积的百分数
	LSIL	薄的醋酸白上皮
		细小镶嵌
		边界不清，不规则
		细小点状血管
	HSIL	浓厚的醋酸白上皮
		粗大镶嵌
		快速出现的醋酸白上皮
		粗大点状血管，锐利的边界
		袖口状腺管开口
		内部边界征象，边缘征象

---

① IFCPC 为国际宫颈病理和阴道镜联盟（International Federation for Cervical Pathology and Colposcopy）。
② 笔者根据文献（赵昀，魏丽惠. IFCPC 2011 年新阴道镜术语解读. 北京：第十一届全国子宫颈癌前病变、子宫颈癌热点研讨会暨子宫肿瘤高峰论坛，2014.）整理而成。

（续表）

异常阴道镜所见	非特异性变化	黏膜白斑（角化病、角化过度）
		复方碘试验：着色 / 不着色
可疑浸润癌	其他表现：血管脆性增加、表面不规则、外生型肿物、坏死、溃疡（坏疽）、肿物或明显的瘤变	
混杂所见	先天性转化区	狭窄
	湿疣	先天异常
	息肉（宫颈管外 / 宫颈管内）	治疗后改变
	炎症	继发性子宫内膜异位
2011 年 IFCPC 子宫颈阴道镜检查术语——补充说明		
切除治疗的类型	Ⅰ、Ⅱ、Ⅲ型切除	
切除标本的大小	长度——切除标本远端 / 外侧边缘到近端 / 内测边缘的距离	
	厚度——从间质边缘到切除标本表面的距离	
	周径（可选）——切除标本的周长	

附录二 2012年《美国阴道镜及宫颈病理学会（ASCCP）指南》①

2012年，美国癌症协会（American Cancer Society，ASC）/美国阴道镜和宫颈病理学会/美国临床病理学会（American Society for Colposcopy and Cervical Pathology，ASCCP）制定了《美国阴道镜及宫颈病理学会（ASCCP）指南》，具体见附图1。

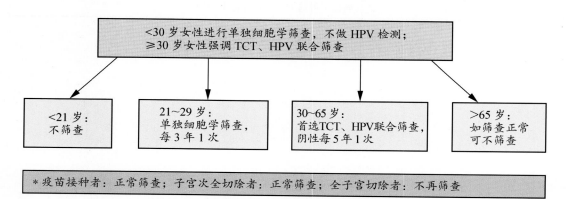

附图1　2012年《美国阴道镜及宫颈病理学会（ASCCP）指南》*

---

① 笔者根据文献 [ASCCP. 2012 Updated Consensus Guidelines for the Management of Abnormal Cervical Cancer Screening Tests and Cancer Precursors. Jounal of Lower Genital Tract Disease, 2013, 17(5): S1–S27.] 翻译整理而成。

附录三 2017 年《欧洲子宫颈癌筛查指南》[①]

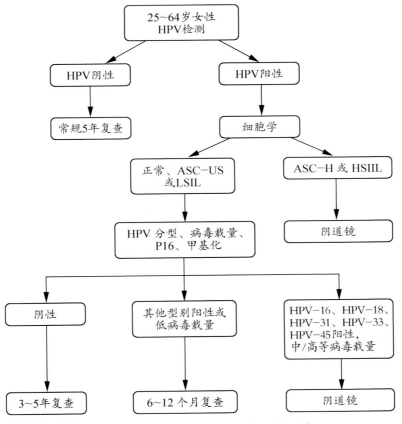

附图 2 2017 年《欧洲子宫颈癌筛查指南》

[①] 笔者根据文献 {ESMO. Cervical Cancer: ESMO Clinical Practice Guidelines for Diagnosis, Treatment and Follow up. http://www.esmo.org [2017–08–01].} 翻译整理而成。

附录四 2015 年《美国子宫颈癌筛查 过渡期临床指南》①

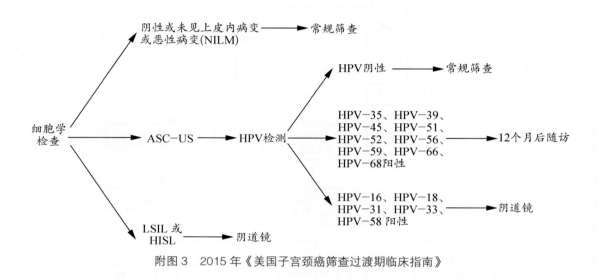

附图3 2015年《美国子宫颈癌筛查过渡期临床指南》

---

① 笔者根据文献（Wright TC, Stoler MH, Behrens CM, et al. Primary Cervical Cancer Screening with Human Papillomavirus: End of Study Results from the ATHENA Study Using HPV as the First-line Screening Test. Gynecologic Oncology, 975716: 1-9.）翻译整理而成。

主要参考文献

BENIWAL S, MAKKAR B, BATRA S, et al. Comparison of Vaginal Versus Oral Estradiol Administration in Improving the Visualization of Transformation Zone (TZ) During Colposcopy. Journal of Clinical Diagnostic Research Jcdr, 2016, 10(7): QC18−QC21.

BEREZA T, TOMASZEWSKI K A, BALAJEWICZ-NOWAK M, et al. The Vascular Architecture of the Supravaginal and Vaginal Parts of the Human Uterine Cervix: A Study Using Corrosion Casting and Scanning Electron Microscopy. Journal of Anatomy, 2012, 221(4): 352−357.

BORNSTEIN J, BENTLEY J, BöSZE P, et al. 2011 Colposcopic Terminology of the International Federation for Cervical Pathology and Colposcopy. Obstetrics Gynecology, 2012, 120(1): 166−172.

DARRAGH T M, COLGAN T J, COX J T, et al. The Lower Anogenital Squamous Terminology Standardization Project for HPV-Associated Lesions: Background and Consensus Recommendations From the College of American Pathologists and the American Society for Colposcopy and Cervical Pathology. J Low Genit Tract Dis, 2012, 16(3): 205−242, 16(1): 76−115.

FUJII T, NAKAMURA M, KAMEYAMA K, et al. Digital Colposcopy for the Diagnosis of Cervical Adenocarcinoma Using a Narrow Band Imaging System. International Journal of Gynecological Cancer, 2010, 20(4): 605−610.

MOSCICKI A B, SHIBOSKI S, HILLS N K, et al. Regression of Low-Grade Squamous Intra-Epithelial Lesions in Young Women. Lancet, 2004, 364(9446): 1678−1683.

PERSAD V L, PIEROTIC M A, GUIJON F B. Management of Cervical Neoplasia. Journal of Lower Genital Tract Disease, 2001, 5(4): 199−203.

QUAAS J, REICH O, FREY TIRRI B, et al. Explanation and Use of the Colposcopy Terminology of the IFCPC (International Federation for Cervical Pathology and Colposcopy) Rio 2011. Geburtshilfe Frauenheilkd, 2013, 73(09): 904−907.

SINGH S, ZHOU Q, YU Y, et al. Distribution of HPV Genotypes in Shanghai Women. International Journal of Clinical Experimental Pathology, 2015, 8(9): 11901−11908.

SOUTTER W P, BUTLER J S, TIPPLES M. The Role of Colposcopy in the Follow Up of Women Treated for Cervical Intraepithelial Neoplasia. Bjog, 2010, 113(5): 511−514.

SOUTTER W P, SASIENI P, PANOSKALTSIS T. Long-Term Risk of Invasive Cervical Cancer After Treatment of Squamous Cervical Intraepithelial Neoplasia. International Journal of Cancer, 2010, 118(8): 2048−2055.

WALOCHA J A, LITWIN J A, BEREZA T, et al. Vascular Architecture of Human Uterine Cervix Visualized by Corrosion Casting and Scanning Electron Microscopy. Human Reproduction, 2012, 27(3): 727−732.

WOODMAN C B, COLLINS S I, YOUNG L S. The Natural History of Cervical HPV Infection: Unresolved Issues. Nature Reviews Cancer, 2007, 7(1): 11−22.

WRIGHT V C. Colposcopy of Adenocarcinoma In Situ and Adenocarcinoma of the Uterine Cervix: Differentiation from Other Cervical Lesions. Journal of Lower Genital Tract Disease, 1999, 3(2): 83−97.

致 谢

感谢国家科学技术学术著作出版基金的支持。

感谢我的导师马丁院士对我的鼓励和支持。

感谢上海交通大学医学院附属仁济医院狄文教授和上海市第一妇婴保健院孙静副院长为我写国家科学技术学术著作出版基金推荐信。

感谢广东欧普曼迪科技有限公司提供临床科研内镜仪器和内镜技术指导。

感谢金琳在阴道内镜实施和应用过程中提供的帮助。

感谢余雯和刘敏在本书编写过程中协助整理资料并对书稿图片校对付出的辛勤劳动。

感谢朱泰琳付出宝贵的时间为本书绘制插图。

感谢龙彩协助整理图片。

感谢我的研究团队积极参加本书的编写。

感谢上海市第一妇婴保健院病理科朱慧庭主任及团队予以的帮助。

感谢所有在本书编写过程中予以帮助的同仁和朋友。